MIX
Papier aus verantwortungsvollen Quellen
Paper from responsible sources
FSC® C105338

Thomas Fröhler

Wertigkeit und klinische Relevanz bildgebender Verfahren in der Detektion und Diagnostik von fokalen Milzläsionen

Ein retrospektiver Vergleich mit der Histologie (1996-2003)

disserta
Verlag

Fröhler, Thomas: Wertigkeit und klinische Relevanz bildgebender Verfahren in der Detektion und Diagnostik von fokalen Milzläsionen: Ein retrospektiver Vergleich mit der Histologie (1996-2003), Hamburg, disserta Verlag, 2010

ISBN: 978-3-942109-24-6
Druck: disserta Verlag, ein Imprint der Diplomica® Verlag GmbH, Hamburg, 2010

Bibliografische Information der Deutschen Nationalbibliothek
Die Deutsche Nationalbibliothek verzeichnet diese Publikation in der Deutschen Nationalbibliografie; detaillierte bibliografische Daten sind im Internet über http://dnb.d-nb.de abrufbar.

Die digitale Ausgabe (eBook-Ausgabe) dieses Titels trägt die ISBN 978-3-942109-25-3 und kann über den Handel oder den Verlag bezogen werden.

Universitätsbibliothek · Publikationen der Universität Regensburg
URN: urn:nbn:de:bvb:355-opus-10921
Dokumenten-ID: 10798

Dieses Werk ist urheberrechtlich geschützt. Die dadurch begründeten Rechte, insbesondere die der Übersetzung, des Nachdrucks, des Vortrags, der Entnahme von Abbildungen und Tabellen, der Funksendung, der Mikroverfilmung oder der Vervielfältigung auf anderen Wegen und der Speicherung in Datenverarbeitungsanlagen, bleiben, auch bei nur auszugsweiser Verwertung, vorbehalten. Eine Vervielfältigung dieses Werkes oder von Teilen dieses Werkes ist auch im Einzelfall nur in den Grenzen der gesetzlichen Bestimmungen des Urheberrechtsgesetzes der Bundesrepublik Deutschland in der jeweils geltenden Fassung zulässig. Sie ist grundsätzlich vergütungspflichtig. Zuwiderhandlungen unterliegen den Strafbestimmungen des Urheberrechtes.

Die Wiedergabe von Gebrauchsnamen, Handelsnamen, Warenbezeichnungen usw. in diesem Werk berechtigt auch ohne besondere Kennzeichnung nicht zu der Annahme, dass solche Namen im Sinne der Warenzeichen- und Markenschutz-Gesetzgebung als frei zu betrachten wären und daher von jedermann benutzt werden dürften.

Die Informationen in diesem Werk wurden mit Sorgfalt erarbeitet. Dennoch können Fehler nicht vollständig ausgeschlossen werden und der Verlag, die Autoren oder Übersetzer übernehmen keine juristische Verantwortung oder irgendeine Haftung für evtl. verbliebene fehlerhafte Angaben und deren Folgen.

© disserta Verlag, ein Imprint der Diplomica Verlag GmbH
http://www.disserta-verlag.de, Hamburg 2010
Hergestellt in Deutschland

AUS DEM LEHRSTUHL
FÜR INNERE MEDIZIN I
PROF. DR. MED. JÜRGEN SCHÖLMERICH
DER MEDIZINISCHEN FAKULTÄT
DER UNIVERSITÄT REGENSBURG

WERTIGKEIT UND KLINISCHE RELEVANZ BILDGEBENDER VERFAHREN IN
DER DETEKTION UND DIAGNOSTIK VON FOKALEN MILZLÄSIONEN:
EIN RETROSPEKTIVER VERGLEICH MIT DER HISTOLOGIE

Inaugural-Dissertation
zur Erlangung des Doktorgrades
der Medizin

der
Medizinischen Fakultät
der Universität Regensburg

vorgelegt von
Thomas Fröhler

2008

Dekan:	Prof. Dr. med. Bernhard Weber
1. Berichterstatter:	Prof. Dr. med. Klaus Schlottmann
2. Berichterstatter:	Prof. Dr. med. Pompiliu Piso
Tag der mündlichen Prüfung:	06.11.2008

Danksagung

Ich danke allen, die dazu beigetragen haben, dass diese Arbeit ihre jetzige Form erhalten konnte. Dies gilt insbesondere für meinen Doktorvater, Herrn PD Dr. med. Schlottmann, der mir dieses Thema zur Verfügung gestellt hat und mir immer mit Rat und Tat zur Seite gestanden ist. Herrn PD Dr. med. Woenckhaus danke ich für die freundliche Überlassung der histologischen Gutachten. Herrn PD Dr. med. Marienhagen möchte ich für seine Unterstützung in allen statistischen Fragen danken. Nicht zu vergessen seien die Angestellten des Zentralarchivs der Universitätsklinik Regensburg, die mir immer wieder den rechten Weg durch das Dickicht des Datendschungels gewiesen haben. Der größte Dank aber gebührt meiner Ehefrau und meinen Eltern, deren Geduld und Ausdauer zuweilen bis an die Grenzen der Erträglichkeit strapaziert wurden.

Meinem Sohn
J o n a t h a n

Inhalt

                                                                   Seite

1	Einleitung	1
1.1	Grundlagen der Diagnostik von Milzläsionen	1
1.2	Anatomisch-topographische und physiologische Grundlagen zur Milz	2
1.2.1	Embryo- und Fetogenese	2
1.2.2	Makroskopische und mikroskopische Anatomie und Topographie	3
1.2.3	Physiologie und Pathophysiologie	7
1.3	Die Milz im Fokus von lokalen und systemischen Erkrankungsprozessen - Klinische Grundlagen	8
1.3.1	Primäre und sekundäre Milzläsionen	8
1.3.2	Hämatome und Infarkte der Milz	8
1.3.3	Idiopathische thrombozytopenische Purpura (M. *Werlhof*) und das Syndrom der extramedullären lienalen Hämatopoese	10
1.3.4	Splenomegalie	11
1.4	Milzexstirpation und klinische Folgen des Milzverlustes	12
1.5	Überblick über die physikalisch-technischen Grundlagen der untersuchten Bildgebungsverfahren	14
1.5.1	Sonographie	14
1.5.2	Computertomographie	15
1.5.3	Magnetresonanztomographie	16
1.5.4	Nuklearmedizinische Bildgebungsverfahren	16
2	Ziele und Fragestellungen	17

3	**Material, Methodik und Patientenkollektiv**	**19**
3.1	Allgemeines zum Studiendesign	19
3.2	Materialgewinnung, Aufarbeitung sowie makroskopische und mikroskopische Begutachtung des Milzparenchyms	20
3.3	Akquisition von Bildgebungsbefunden und Untersuchungstechniken der Bilderstellung	23
3.3.1	Datenquellen	23
3.3.2	Einschlusskriterien	24
3.3.3	Rahmenbedingungen und technische Durchführung der Bildakquisition	27
3.4	Statistische Testverfahren, Validitätsparameter der untersuchten Bildgebungsverfahren	32
3.5	Potentielle Verzerrfaktoren der Studie (Bias)	37
3.6	Patientenkollektiv	40
3.6.1	Demographische Daten	40
3.6.2	Prüfung auf Normalverteilung	43
4	**Ergebnisse**	**45**
4.1	Ergebnisse aus histologischen Gutachten	45
4.1.1	Überblick	45
4.1.2	Histologische Kategorien, Klassen und Subklassen	47
4.2	Ergebnisse aus Bildgebungsverfahren	62
4.2.1	Indikationen zur Bildgebung des Milzparenchyms mit histologisch gesicherten Milzläsionen	62
4.2.2	Statistischer Teil zu den Detektionsleistungen und diagnostischen Leistungen	63

5	**Diskussion**	**131**
5.1	Studiendesign	131
5.2	Ergebnisse aus histologischen Gutachten	134
5.3	Ergebnisse aus komplementären Bildgebungsverfahren	136
5.3.1	Überblick	136
5.3.2	Sonographie	139
5.3.3	Computertomographie	143
5.3.4	Magnetresonanztomographie	144
5.3.5	Nuklearmedizinische Bildgebungsverfahren	147
5.3.6	Synopsis der Detektionsleistungen und diagnostischen Leistungen	149
5.3.7	Kritische Bewertung der Detektionsleistungen und diagnostischen Leistungen	161
5.4	Diagnostisch-therapeutischer Work-Flow zu Milzläsionen	165
6	**Zusammenfassung und Ausblick**	**171**
7	**Abkürzungsverzeichnis**	**174**
8	**Abbildungsverzeichnis**	**176**
9	**Literaturverzeichnis**	**178**
10	**Lebenslauf**	**185**
11	**Erklärung**	**186**

1 Einleitung

1.1 Grundlagen der Diagnostik von Milzläsionen

Im Vergleich zu anderen parenchymatösen Organen des Abdomens gestaltet sich die klinische Diagnostik der Milz (griech. σπλεν splen, lat. lien *m*) schwierig. Das normal große Organ ist aufgrund der vollständigen Lage unter der linken Zwerchfellkuppel - mit Ausnahme von asthenischen Personen - weder zu palpieren noch zu perkutieren. Zudem existieren keine geeigneten, milzspezifischen hämatologischen und laborchemischen Parameter, mit denen pathologische Veränderungen der Struktur und Funktion des Organs bereits eindeutig klinisch diagnostiziert werden könnten und damit pathognomonisch für benigne und maligne Milzveränderungen wären. Auch die bildmorphologische Abklärung des Milzparenchyms stellt für den Diagnostiker im Vergleich zur Untersuchung anderer parenchymatöser Organe des Abdomens eine Herausforderung dar, da durch die Überlagerung von benachbarten anatomischen Strukturen und Organen oftmals eine adäquate bildgebende Diagnostik nicht möglich ist. So erfordert die Detektion und Diagnostik von strukturellen und funktionellen Veränderungen des Milzparenchyms meist den Einsatz verschiedener invasiver und nicht invasiver Untersuchungsverfahren. Diesen kommt bei der Beurteilung der Parenchymstruktur größte Bedeutung zu.

Gewöhnlich ist die Milz aber nur in seltenen Fällen das alleinige Organ, für das eine abdominelle Diagnostik erforderlich ist. In der Routinediagnostik des Abdomens wird sie obligat miterfasst. Diese erfolgt heutzutage weitestgehend unter Einsatz der konventionellen B-Bild-Sonographie. Häufig aber sind die sonographischen Schallbedingungen so schlecht, dass eine aussagekräftige Diagnostik nicht möglich ist, beispielsweise bei einem hohen Body-Mass-Index (BMI) des Patienten. Die Computertomographie (CT) hat sich als alternatives bildgebendes Verfahren zur Sonographie bewährt. Der Stellenwert dieses Schnittbildverfahrens, beispielsweise in der Diagnostik von Milzhämatomen und -infarkten, ist seit den frühen 80er Jahren in zahlreichen Publikationen [41, 42] dargelegt worden und gilt als unumstritten. Die Magnetresonanztomographie (MRT) wird zur Diagnostik der Oberbauchorgane, insbesondere der Leber, seit Jahren erfolgreich eingesetzt. In letzter Zeit erfolgt ihre Anwendung immer häufiger auch zur Evaluierung von umschriebenen Milzveränderungen. Neue Techniken der Bildgebung, wie zum Beispiel FLASH-Images (Fast-low-angle-shots), ermöglichen eine schnellere und bessere Datenakquisition sowie Bildrekonstruktion. Daraus resultieren eine deutliche Reduktion von Bildartefakten und eine Reduktion von Konturunschärfen beobachteter anatomischer Strukturen. Nuklearmedizinische bildgebende Untersuchungsverfahren wie die Positronen-Emissions-Tomographie (PET) werden zuweilen noch in der bildmorphologischen Diagnostik von fokalen Milzraumforderungen in ausgewählten Fällen und in der additiven Funktionsdiagnostik einer Reihe von systemischen Grunderkrankungen mit potentieller Milzbeteiligung eingesetzt. Seit einigen Jahren ist jedoch eine zunehmende Verdrängung durch moderne Schnittbildverfahren, insbesondere durch die funktionelle Kernspintomographie, zu beobachten.

Neben den nicht invasiven Untersuchungsmethoden sind ultraschall-, endosonographie- und computertomographiegestützte invasive Verfahren in Form von Aspirations- und Feinnadelbiopsien mit anschließender zytologischer und histologischer Aufarbeitung zur Diagnostik von fokalen Milzalterationen sowie Abszessdrainagen möglich. Ihr Einsatz ist sowohl mit diagnostischen als auch therapeutisch-prognostischen Chancen für den Patienten verbunden, sofern eine effiziente Diagnose und evidenzbasierte Therapie - bei vielen Milzläsionen notwendigerweise frühzeitig - eingeleitet wird. Andererseits sind solche Eingriffe für jeden Patienten mit gewissen Risiken verbunden, zum Beispiel mit der Verletzung von Gefäßnervenbündeln.

1.2 Anatomisch-topographische und physiologische Grundlagen zur Milz

1.2.1 Embryo- und Fetogenese [84, 86]

Die Entwicklung der Milz beginnt um die fünfte Embryonalwoche mit der Proliferation von mesenchymalen Zellen zwischen den beiden Blättern des dorsalen Mesogastriums. Im Laufe der Fetalperiode wandern diese Mesenchymzellen in die parenchymatöse Anlage der Milz ein und schneiden tiefe Kerben in das Parenchym, das sich so aus einer Vielzahl lobulierter Anteile zu-

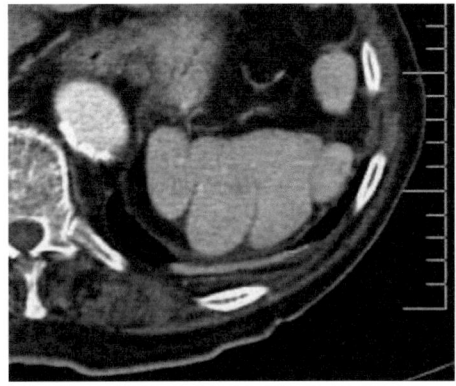

Abb. 1.1 Persistierender adulter Lien lobatus in der CT mit i. v. Kontrastmittel

sammensetzt. Die postpartal zuweilen anzutreffende Lobulierung der Milz (Lien lobatus) ist Folge dieser Abläufe während der Embryo- und Fetogenese. Während der weiteren fetalen Entwicklung verschmelzen die einzelnen Lobi und Lobuli sukzessive miteinander. Dieser Verschmelzungsprozess kann postpartal bis in das erste Lebensjahr andauern. Bei Kindern ist das Organ deswegen häufig verplumpt. Die normal entwickelte Milz besitzt nun eine glatte Oberfläche. Persistieren einige residuale Kerben, bevorzugt an der Margo superior, können dadurch pseudotumoröse Raumforderungen vorgetäuscht werden.

Aufgrund dieser komplexen Entwicklungsgeschichte besitzt die Milz eine große Variationsbreite bezüglich Größe, Lage und Form. Eine A-, Hypo- oder Dysgenesie, eine anatomische Asplenie (*Ivemark*-Syndrom), eine durch mangelnde bzw. fehlende ligamentäre Fixierung bedingte Splenoptose (Splen mobilis, Wandermilz) oder eine nach traumatischer Milzzerberstung oder iatrogen nach Splenektomie auftretende intraperitoneale Streuung von Milzanteilen (Splenose) sind Raritäten. Zumeist bleiben diese Anomalien asymptomatisch oder werden inzidentell im Rahmen der Routinediagnostik des Abdomens entdeckt.

1.2.2 Makroskopische und mikroskopische Anatomie und Topographie

Das vollständig intraperitoneal gelegene Organ befindet sich in der Regio hypochondrica sinistra. Es liegt unter physiologischen Bedingungen - gut durch die neunte bis elfte Rippe geschützt - in der Tiefe des linken Oberbauches unter dem linken Rippenbogen. Die Längsachse der Milz folgt der neunten oder zehnten Rippe. In enger Nachbarschaft befinden sich die linke Zwerchfellkuppel, die Hinterwand der großen Kurvatur des Magens, der Pankreasschwanz, der ventrale Oberpol der linken Niere und die Dorsalwand der linken Colonflexur. Impressionen der Kapseloberfläche durch diese angrenzenden Organe widerspiegeln die Nachbarschaftsbeziehungen [81].

Die Größenausdehnung in vivo umfasst in der kraniokaudalen Achse etwa 10 - 15 cm. Der maximale Durchmesser beträgt in der Transversalebene ca. 4 - 8 cm und die Dicke, gemessen durch eine durch den Hilus verlaufende, senkrecht zur kraniokaudalen Achse stehende Linie, beträgt ca. 3 - 5 cm. Bei Splenomegalie kann die Milz den linken Leberrand berühren („kissing-phenomenon" in der Sonographie) und nicht selten durch ihre Volumenzunahme die Funktionen von Magen, Kolon, Pankreas oder linker Niere beeinträchtigen [3].

Die Milz wird von einer bindegewebigen, von Peritonealepithel ummantelten Kapsel aus kollagenen und elastischen Fasern überzogen. Am Milzhilus bildet das Lig. splenorenale eine 2 - 3 cm große peritonealfreie Lücke (Area nuda, „bare area"). Die diaphragmale Oberfläche ist glattrandig, weist mehrere Falten von bis zu 3 cm Tiefe auf, die zuweilen mit Kapseleinrissen verwechselt werden, und wölbt sich konvex nach links kraniodorsal. Die viszerale Oberfläche ist konkav und weist Impressionen von Magen, Colon, Pankreas und linker Niere auf. Medial findet sich häufig eine Parenchymausstülpung als Residuum der fetalen Lappung der Milz (medialer Milzbuckel), die nicht mit einer Raumforderung des Pankreas oder der linken (Neben-) Niere verwechselt werden darf [80, 81].

Die arterielle Gefäßversorgung erfolgt aus dem Truncus coeliacus über die A. splenica und deren Segmentarterien. Die A. splenica zieht - in typischen Schleifen gewunden und sowohl die A. gastroepiploica/-omentalis sinistra, die Rami pancreatici als auch mehrere Aa. gastricae breves entlassend - am Oberrand der dorsalen Pankreaswand entlang, um kurz darauf den Milzhilus über das Lig. splenorenale/ phrenicolienale zu erreichen. Von dort entlässt sie Trabekel- und Balkenarterien, die über die Kapsel zentripetal ins Organinnere ziehen und aus denen die im Zentrum der Milzfollikel mündenden Follikelarterien, Pinselarteriolen und schließlich Hülsenkapillaren (Endarterien) hervorgehen. Zwischen den Terminalästen bestehen keine Anastomosen. Diese individuell unterschiedliche Vaskularisation der einzelnen Segmente des Milzparenchyms stellt die Grundvoraussetzung für eine partielle Milzresektion mit Erhalt von Parenchymanteilen dar. In der Milz fließt das arterielle Blut entweder direkt in irregulär aufgebaute Gefäße mit wechselnden Lumina (geschlossene Zirkulation), die sog. Sinusoide, oder in das weitmaschige Retikulum der roten Pulpa (offene Zirkulation). Ausgekleidet werden die postkapillären Sinusoide von einem für Blutbestandteile und Erythrozyten durchlässigen Endothel. Die V. lienalis drainiert das aus den Sinusoiden stammende venöse Blut der Trabekel- und Balkenvenen am Milzhilus, liegt kaudal der Arterie hinter dem Pankreaskörper und vereinigt sich retropankreatisch mit der V. mesenterica superior et inferior zur Pfortaderwurzel [10, 39, 82].

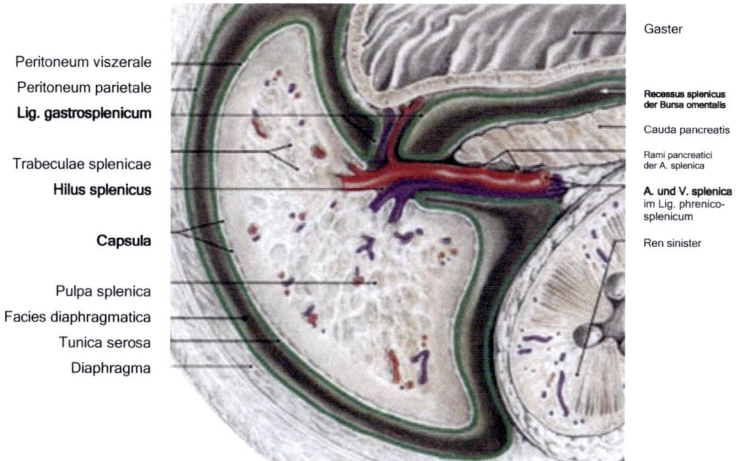

Abb. 1.2 Axialschnitt durch die Milz in Höhe des Hilus. Anschnitt des Recessus splenicus (lienalis) der Bursa omentalis. Peritoneum grün, Ansicht der unteren Schnittfläche von oben.

Das Parenchym weist zwei funktionell und histomorphologisch getrennte Strukturen auf. Eine rote, von Blut durchströmte Pulpa erstreckt sich als dichtmaschiges Retikulum aus Kollagen- und retikulären Fasern mit vaskulären Lakunen und darin eingebetteten Zellen des Monozyten-Makrophagen-Systems (MMS), Fibroblasten, Lymphozyten und Plasmazellen über das gesamte Milzparenchym. Die Kollagenfibrillen und -fasern laufen zentripetal von der Kapseloberfläche mit feinsten Muskelzügen in die Pulpa ein. Begleitet werden die Trabekel von den blut- und nährstoffversorgenden Gefäßarkaden der A. und V. splenica, Lymphgefäßen und sympathischen Nervenästen des Plexus coeliacus [10]. In die rote Pulpa eingebettet finden sich diffus über die gesamte Milz verstreute, an den Gefäßscheiden der Milzarteriolen lokalisierte Milzfollikel, die in ihrer Gesamtheit als weiße Pulpa bezeichnet werden. Diese Milzfollikel (*Malpighi*-Körperchen) bestehen aus lymphatischem Gewebe mit um die Zentralarteriolen herum gelegenen T-Lymphozyten (spindelförmige periarterioläre lymphatische Scheide) und in primären und sekundären Lymphfollikeln lokalisierten B-Lymphozyten (follikuläre periarterioläre lymphatische Scheide). Sekundäre Follikel entstehen durch Stimulierung der lymphatischen Zellen mittels dendritischer Zellen, indem diese den Lymphozyten antigene Epitope opsonieren. Ein Randwall aus T-Lymphozyten bildet die äußere

Begrenzung. Im Inneren befindet sich das Keimzentrum aus antigenstimulierten B-Lymphozyten und Antikörper produzierenden Plasmazellen [10].

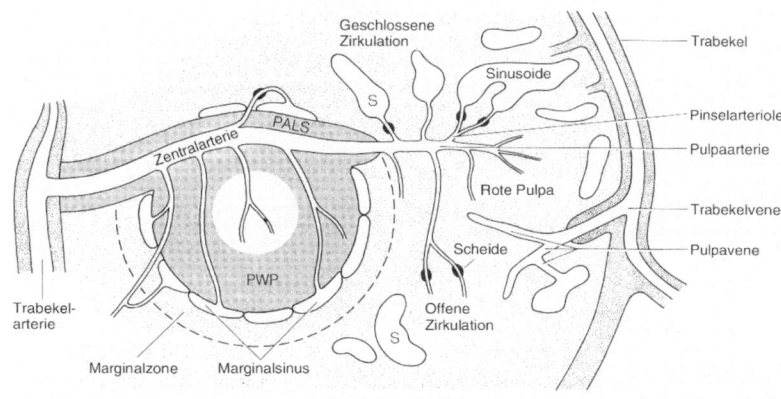

Abb. 1.3 Schematische Darstellung des histologischen Aufbaus und der Blutzirkulation der Milz unter Berücksichtigung eines offenen und geschlossenen Kreislaufes (S Milzsinus, PALS periarterioläre lymphatische Scheide, PWP periphere weiße Pulpa = Mantelzone des Sekundärfollikels).

Nebenmilzen (Splenunculi) sind zumeist im perihilären und perisplenischen Fettgewebe des Lig. gastrosplenicum anzutreffen. Sie werden in der Embryogenese angelegt und verschmelzen nicht mit dem Restparenchym. Sie persistieren als versprengte, dystope, intra- oder extraperitoneale, akzessorische Milzanteile, wie zum Beispiel peripankreatisch, im Omentum majus und im Hoden, oder als succenturiatorische, in unmittelbarer Nähe zur Hauptmilz gelegene, durch Einfaltung des Parenchyms entstandene Milzanlagen. Eine genaue Abgrenzung von perihilären Lymphknoten und -paketen ist dann nicht immer möglich. Verwechslungsgefahr besteht bei dieser Lokalisation auch mit Raumforderungen des Pankreasschwanzes. Dieser reicht bis an den Milzhilus heran und kreuzt dabei das Lig. splenorenale. Benigne und maligne Prozesse im Pankreasschwanz können so die Milz aufgrund der fehlenden Organkapsel des Pankreas frühzeitig und schnell infiltrieren [10].

1.2.3 Physiologie und Pathophysiologie

Die Milz als größtes sekundäres lymphoretikuläres Organ des Körpers hat beim Erwachsenen eine durchschnittliche Masse von 100 - 300 g und damit einen relativen Anteil am Körpergewicht von rund 0,2 - 0,4 %. Dennoch ist sie mit 4 - 6 % am Herzzeitminutenvolumen beteiligt. Täglich passieren etwa 350 Liter Blut das Organ [3, 39, 56]. D

Die Milz sorgt in der roten Pulpa für die Sequestrierung und Phagozytose von überalterten, unelastisch gewordenen oder durch Membran- und Enzymdefekte geschädigten Erythrozyten des Blutes (sog. Gerontozyten), Kernresten der Retikulozyten, Thrombozyten, Granulozyten, Immunkomplexen, (v. a. bekapselten) Mikroorganismen, Fibrinmonomeren und kolloidalen Partikeln durch Zellen des MMS (Blutmauserung). Sie ist zudem in der Lage, Erythrozyten von intrazellulären Einschlusskörperchen zu befreien („pitting"-Funktion). Die Filterung der Blutbestandteile findet sowohl in den postkapillären venösen Sinus als auch im Mantelplexus statt. Bei Splenomegalie beispielsweise kommt es zu einer Ausweitung des Mantelplexus mit konsekutiv erhöhter Sequestrierung von Blutzellen (Hypersplenismus) [10, 17].

Eine wichtige, jedoch nicht vitale Rolle kommt der Milz in der spezifischen und unspezifischen Abwehr zu. In der weißen Pulpa erfolgt die antigeninduzierte Differenzierung und Proliferation von B- und T-Lymphozyten durch wechselseitige, zytokinvermittelte Beziehungen der Lymphozyten sowie Zellen des MMS. So sorgt sie vor allem bei Kindern für eine adäquate humorale, antikörpervermittelte (v. a. IgM) Infektabwehr [10, 12, 81].

Die Milz speichert etwa 30 % des Gesamtkörperbestandes an Thrombozyten, einen nicht geringen Anteil an Makrophagen in den Sinusoiden der roten Pulpa sowie ca. 20 % Lymphozyten in den lymphatischen Scheiden der weißen Pulpa. Für Granulozyten und Erythrozyten dagegen stellt sie unter physiologischen Bedingungen kein natürliches Speicherreservoir dar. Erst bei Splenomegalie kommt es zu einer Ausweitung der Kompartimente der roten Pulpa und damit zu einer forcierten Speicherung einer größeren Anzahl der drei Zellpopulationen der Hämatopoese. In der Fetalperiode ist sie neben der Leber der Ort der primären Erythropoese und Granulopoese [10, 17].

1.3 Die Milz im Fokus von lokalen und systemischen Erkrankungsprozessen - Klinische Grundlagen

1.3.1 Primäre und sekundäre Milzläsionen

Isolierte benigne und maligne Milzerkrankungen sind insgesamt selten. So ist die Milz ein im klinischen Alltag und in der bildgebenden Diagnostik oft wenig beachtetes Organ. Es existieren jedoch zahlreiche originäre Milzläsionen, die zu einer Veränderung und/oder Verdrängung des physiologischen Parenchyms führen können. Diese primären Milzveränderungen verlaufen klinisch zumeist blande. Selten tritt eine begleitende Splenomegalie auf. Die häufigsten primär benignen fokalen Milzalterationen stellen Hämangiome dar, die häufigsten primär malignen fokalen Milztumoren sind (Häm-)Angiosarkome.

Daneben existieren zahlreiche extraliale Erkrankungen, die sekundär zu einer Beteiligung des Milzparenchyms führen können. Meist erfolgt eine Mitbeteiligung des Organs im Rahmen von hämatologischen, neoplastischen, infektiös-entzündlichen, (auto-) immunologischen, vaskulären und systemischen benignen oder malignen Grunderkrankungen. Metastasen verschiedener maligner Prozesse, insbesondere von malignen Lymphomen, Melanomen, Mammakarzinomen, Bronchialkarzinomen, Prostatakarzinomen und kolorektalen Karzinomen sind die häufigsten malignen Milzveränderungen. Diese sekundären fokalen Milzalterationen sind im Gegensatz zu primären Milzläsionen dagegen sehr häufig mit einer unspezifischen Splenomegalie vergesellschaftet. Dann gelingt häufig bereits ein palpatorischer Nachweis des vergrößerten Organs unter dem linken Rippenbogen in maximaler Inspiration und Rechtsseitenlage.

1.3.2 Hämatome und Infarkte der Milz

Akute stumpfe oder penetrierende abdominelle Traumata führen häufig zu einer Verletzung der Milz mit konsekutiver intrasplenischer und/oder intraperitonealer Einblutung. Ca. 25 - 30 % [56] aller Polytraumata sind mit Milzrupturen vergesellschaftet. Damit stellen stumpfe Milztraumata die häufigste intraabdominelle Verletzungsfolge dar. In der klinischen Untersuchung liefern linksseitige Prellmarken und (multiple) Rippenfrakturen links basal erste Hinweise auf das Vorliegen einer möglichen, traumatisch bedingten Milzläsion.

Bei akuten traumatischen Milzverletzungen sind zu unterscheiden:
- (periphere oder hilusnahe) subkapsuläre Einblutung
- (periphere oder hilusnahe) intraparenchymatöse Einblutung
- komplette Organruptur/-zerberstung mit/ohne Abriss von versorgenden Gefäß- und Nervenstrukturen (partielle oder totale Hilusamputation).

Infarkte und subkapsuläre Einblutungen ohne Kapselruptur bleiben initial entweder klinisch stumm oder imponieren - vor allem bei Kindern - als im linken Hemiabdomen lokalisierte, heftigste Schmerzen mit Ausstrahlung zumeist in die linke Schulter (*Kehr*-Zeichen) oder in das untere Abdomen. Bei Druck auf den Milzpunkt zwischen dem linken M. sternocleidomastoideus und den Mm. scaleni lassen sich oftmals durch Reizung von viszerosensiblen Afferenzen als Folge der mit der intrasplenischen Einblutung verbundenen Kapselspannung starke Schmerzen auslösen (*Saegesser*-Zeichen, *Erb*-Zeichen) [15, 16]. Nach einer Latenz von Tagen bis Wochen kann es sekundär zu einer spontanen Kapselruptur mit konsekutiver intraperitonealer Einblutung kommen (zweizeitige Milzruptur). Dann treten rasch hämorrhagische Schocksymptome mit Kreislaufzentralisation, Tachykardie, Kaltschweißigkeit, arterieller Hypotonie und progredienter Bewusstseinseintrübung auf. Laborchemisch fällt spätestens dann ein deutlicher Abfall des Hämoglobin- und Hämatokrit-Wertes auf. Bei der Perkussion des Abdomens zeigt sich zuweilen eine linksseitige Flankendämpfung als Hinweis auf die Kapselruptur und intraperitoneale Einblutung (*Ballance*-Zeichen). Bei Malaria und infektiöser Mononukleose (M. *Pfeiffer*) rupturieren die Milzkapseln dagegen häufiger spontan ohne intrasplenische Hämorrhagie. Gewöhnlich tritt dieses Ereignis zwei bis vier Wochen nach Krankheitsbeginn auf, weil zu diesem Zeitpunkt die Milzinfiltration mit mononukleären Zellen am stärksten ist. Das logistisch-therapeutische Management von (isolierten) Milztraumen mit intrasplenischer Hämorrhagie zielt heutzutage - im Gegensatz zu früheren Lehrmeinungen - auf einen Erhalt des gesamten Organs oder zumindest von Teilen davon ab, sofern der Patient hämodynamisch stabil ist und nicht weitere intraabdominelle Läsionen eine Laparotomie mit Milzexstirpation erforderlich machen.

Milzinfarkte stellen ein relativ häufiges klinisches Ereignis dar, das allerdings durch eine hohe Selbstheilungstendenz gekennzeichnet ist. Typischerweise entstehen Milzinfarkte nach Okklusion der Milzarterie oder einer ihrer Segmentarterien und treten als keilförmige, in Richtung Parenchymzentrum weisende, ischämischnekrotische Areale mit Basis an der Kapsel auf. Ursachen für diese typische trianguläre Konfiguration von Milzinfarkten sind die Lage und der Verlauf der intrasplenischen arteriellen Gefäße. Aufgrund der vom Hilus abgehenden, in die Kapsel einziehenden, bogenförmig in dieser verlaufenden und dann zentrifugal von dieser in die Trabekel einlaufenden parenchymversorgenden Äste der Milzarterie und -arteriolen breiten sich die infolge Ischämie und Nährstoffmangelversorgung bedingten Nekrosen keilförmig im Milzgewebe aus. Akute, nicht traumatisch bedingte Milzinfarkte treten gehäuft bei homozygoter Sichelzellanämie, myeloproliferativen Syndromen und Endokarditis auf. Bei Endokarditis beispielsweise kommt es zu einer Ausschwemmung von thrombotisch-fibrotisch durchsetzten bakteriellen Emboli in die Körperperipherie und Organsysteme, insbesondere auch in die Milz. Ihren Ausgang nehmen diese meist von der Aorten- und Mitralklappe.

Typische Komplikationen nach Milzinfarkten sind:
- chronisch rekurrierende Infarktereignisse, insbesondere bei kongenitaler, homozygoter Sichelzellanämie
- spontane Milzrupturen
- regressive Veränderungen, wie zum Beispiel Verkalkungen
- fibrotisch-narbige Umbauten
- sekundäre Einblutungen [80].

1.3.3 Idiopathische thrombozytopenische Purpura (M. *Werlhof*) und das Syndrom der extramedullären lienalen Hämatopoese

Neben den oben angeführten Milzveränderungen, die histologisch, bildmorphologisch und zum Teil auch klinisch als Raumforderungen oder Läsionen des Milzparenchyms in Erscheinung treten, existieren zahlreiche Entitäten, die ausschließlich zu einer mikroskopisch nachweisbaren Alteration der Parenchymstruktur ohne gleichzeitig einhergehende umschriebene Parenchymverdrängung oder -destruktion führen. Eine Möglichkeit zur exakten Erfassung dieser Milzveränderungen durch die Bildgebung existiert demnach nicht. Aus der Vielzahl dieser Entitäten seien exemplarisch zwei, in der vorliegenden Arbeit häufig anzutreffende Milzläsionen, herausgegriffen: die chronisch idiopathische thrombozytopenische Purpura (M. *Werlhof*) und das Syndrom der extramedullären lienalen Hämatopoese. Charakteristisch für den M. *Werlhof* (ITP) sind bei ca. 80 % [17] der Erkrankten plättchenassoziierte, in der Milz generierte, freie, im Serum nachweisbare Auto-Antikörper vom Typ IgG gegen Adhäsionsmoleküle der Thrombozytenmembran, vor allem gegen den Fibrinogen- und von-Willebrand-Faktor-Rezeptor. Aufgrund des dadurch verstärkten Abbaus der zirkulierenden Thrombozyten in der Milz ist die mediane Plättchenüberlebenszeit deutlich verkürzt, manchmal bis auf wenige Stunden [17]. Im Milzparenchym sind unter dem Mikroskop als histologisches Korrelat des verstärkten Thrombozytenabbaus eine deutliche Hyperplasie der roten Pulpa und eine sekundäre Fibrosierung der Trabekel erkennbar. Weiterhin fallen eine mäßige Eisenspeicherung in der roten Pulpa und eine Hypertrophie der weißen Pulpa mit lymphatischer Hyperplasie bei gleichzeitiger Thrombozytopenie auf.

Beim Syndrom der extramedullären lienalen Hämatopoese, insbesondere bei myeloproliferativen Erkrankungen, beispielsweise der Osteomyelofibrose, und knochenmarkinfiltrierenden Erkrankungen, wie zum Beispiel malignen Lymphomen, Leukosen und Karzinomen, aber auch bei Sphärozytose und anderen hämolytischen Anämien werden in Leber und Milz reaktiv vermehrt unreife Vorstufen der Granulo- und Erythropoese in das periphere Blut ausgeschwemmt. Histologisch lassen sich im Milzparenchym eine Hyperplasie und Hyperämie der roten Pulpa, eventuell verbunden mit einer Splenomegalie, nachweisen [17].

1.3.4 Splenomegalie

Die im Rahmen dieser Erkrankungen auftretenden Milzveränderungen sind häufig mit einer unspezifischen Splenomegalie vergesellschaftet. Diese wird oft zufällig im Rahmen der klinischen Routineuntersuchung des linken Ober- und Unterbauches entdeckt und stellt häufig den einzigen klinischen Befund dar. Durch das Auftreten einer Splenomegalie, die nicht durch raumfordernde fokale Prozesse bedingt ist, steigen die durch die Volumenzunahme bedingte Aufnahmekapazität und der Sequestrierungsraum der Milz für partikuläre und zelluläre Bestandteile des Blutes. Als Folge davon kommt es zu einem erhöhten Pooling und einer erhöhten Clearance von Blutzellen, insbesondere von Erythrozyten, aber auch der beiden anderen Zelllinien der Hämatopoese. Die durch diesen Hypersplenismus bedingte Mono-, Bi- oder Panzytopenie führt schließlich zu einer kompensatorischen Hyperplasie des roten, blutbildenden Knochenmarks [17].

Die Indikation zur Splenektomie bei Splenomegalie ist nur dann gerechtfertigt, wenn

- die Milzvergrößerung zu einer resultierenden Mono-, Bi- oder Panzytopenie und damit zu klinisch relevanten Symptomen führt, die den Patienten in seiner normalen Lebensführung stark einschränken, und

- durch Radioisotopen-Szintigraphie mit ^{99m}Tc-markierten, wärmealterierten Erythrozyten nachgewiesen wird, dass die Milz auch den tatsächlichen Hauptabbauort der Blutzellen darstellt, und
- die Milz keine Funktionen im Rahmen einer extramedullären Hämatopoese übernommen hat.

1.4 Milzexstirpation und klinische Folgen des Milzverlustes [17, 39, 81, 83]

Die Durchführung einer radikalen oder partiellen Milzexstirpation ist bei erwachsenen Patienten grundsätzlich immer dann vertretbar, wenn zu erwarten ist, dass die Milzentfernung zu einer positiven Beeinflussung der Grunderkrankung führt, zum Beispiel in Form einer Besserung der klinischen Symptomatik. Bei hereditärer Sphärozytose und autoimmunhämolytischen Anämien, beim therapierefraktären M. *Werlhof* und M. *Moschcowitz*, bei Haarzell-Leukämie und zur Metastasenentfernung wird in kurativer Absicht radikal splenektomiert, wenn nachgewiesen ist, dass eine sekundäre Milzbeteiligung im Rahmen der Grunderkrankung erfolgt ist oder die Milz primär für die klinische Symptomatik verantwortlich zeichnet. Weiterhin sind therapeutische Splenektomien unumgänglich zur Behandlung eines funktionellen und/oder anatomischen Hypersplenismus bei Osteomyelosklerose und chronisch myeloischer Leukämie. Diagnostisch-therapeutische Milzexstirpationen werden zuweilen noch im Rahmen von explorativen Staging-Laparotomien bei Hodgkin-Lymphom durchgeführt.

In letzter Zeit werden immer mehr Teilresektionen der Milz in kurativer Absicht durchgeführt. Voraussetzungen hierfür sind günstig gelegene unifokale Läsionen am oberen oder unteren Milzpol. Vor allem Kinder mit stumpfem Milztrauma scheinen bei stabiler Hämodynamik in 95 - 98 % [71] von einer milzerhaltenden Teiloperation oder einem nicht operativen Management zu profitieren, weil insbesondere die Gefahr einer nach der Splenektomie auftretenden Sepsis (OPSI-Syndrom) durch primär enkapsulierte Keime (v. a. Pneumokokken, Meningokokken und Hämophilus influenzae Typ b) verhindert werden kann. Aufgrund der Gefahr dieses postoperativen Overwhelming-Post-Splenektomie-Infection-Syndroms mit foudroyant verlaufender Bakteriämie, einer disseminierten intravasalen Aktivierung des Gerinnungsytems mit konsekutiver Verbrauchskoagulopathie sowie einer/s Multiorganinsuffizienz bzw. -versagens wird eine Splenektomie bei Kindern vor dem fünften Lebensjahr - wenn möglich - umgangen. Bei Kindern mit instabiler Hämodynamik und/oder Symptomen einer Peritonitis sollte allerdings eine sofortige Exstirpation der gesamten Milz durchgeführt werden. Sofern eine Splenektomie bei vitaler Gefährdung unvermeidbar ist, wird die intraperitoneale Reimplantation bzw. der Erhalt von Restmilzgewebe angestrebt. Da die immunologische Funktion des transplantierten Restgewebes aber bisher nicht eindeutig gesichert werden konnte, ist dieses Verfahren wieder weitestgehend verlassen worden. Vor der Milzentfernung wird bei Kindern und immunsupprimierten Patienten eine Dreifachimpfung gegen Pneumokokken, Meningokokken und Hämophilus influenzae Typ B empfohlen. Bei Kindern unter dem zehnten Lebensjahr sollte alle drei Jahre eine Auffrischimpfung erfolgen, bei Erwachsenen sechs Jahre nach Splenektomie. Die Etablierung elektiver laparoskopischer (Teil-) Splenektomien neben den klassischen offenen Splenektomien steht in diesem Zusammenhang noch aus. Die prospektive und retrospektive Datenlage ist spärlich, aussagekräftige Studienergeb-nisse fehlen (Stand: 12/2006). Die ersten Ergebnisse deuten allerdings darauf hin, dass Patienten mit therapierefraktären M. *Werlhof* und normal großer Milz von einer endoskopisch assistierten Milzentfernung profitieren könnten [40].

Den Patienten wird gegebenenfalls nach der Splenektomie ein Splenektomieausweis ausgestellt, weil diese besonders in den ersten drei potoperativen Jahren stark sepsisgefährdet sind, da eine natürliche Filterung und Elimination von partikulären Blutbestandteilen, insbesondere von bekapselten Keimen, nicht mehr stattfinden kann. Die Milz ist nämlich das einzige Organ des menschlichen Körpers, das für die Entsorgung von pathologisch veränderten Blutzellelementen und Partikeln zuständig ist. So kommt es zu einer passageren Vermehrung von Erythroblasten, Leukozyten, Thrombozyten, Eosinophilen und Mastzellen im Blut. Vereinzelt lassen sich auch Sideroblasten, Targetzellen, Leptozyten und Akanthozyten nachweisen. Vor elektiven Eingriffen im Mundhöhlenbereich erhalten splenektomierte Patienten deswegen Breitbandantibiotika und werden mindestens vier Wochen vor elektiven Operationen gegen Pneumokokken geimpft.

Durch den Wegfall des MMS der Milz kommt es zu einer kompensatorischen Proliferation des MMS in der Leber und des Knochenmarks, die die unspezifischen Clearance- und Immunfunktionen sowie die Antikörperbildung in der Milz zusätzlich übernehmen. Weiterhin sind eine verstärkte Speicherung von Kupfer- und Eisenkationen bzw. Ferritin sowie Chromatinresten in diesen Kompartimenten zu beobachten. In den Erythrozyten sind als Ausdruck einer unvollständigen Erythropoese residuelle Kernbestandteile (*Howell-Jolly*-Körperchen) nachweisbar. Durch den Wegfall der Clearance-Funktion für Erythrozyten lassen sich (elektronen-) mikroskopisch intraerythrozytäres, degeneriertes Hämoglobin (*Heinz*-Innenkörper) und degenerierte Mitochondrien („pitted"-Erythrozyten) feststellen. Ein Fehlen dieser intraerythrozytären Einschlusskörperchen nach Splenektomie spricht für das Vorliegen von akzessorischen Milzen.

1.5 Überblick über die physikalisch-technischen Grundlagen der untersuchten Bildgebungsverfahren

Die sinnvolle Abwägung der Vor- und Nachteile eines rationellen Einsatzes von bildgebenden Verfahren sowie der zur Diagnostik beitragenden Hilfsmittel, zum Beispiel die Verwendung von Kontrastmitteln, orientiert sich an speziellen, für jedes Bildgebungsverfahren charakteristischen physikalischen und biochemischen Eigenschaften.

1.5.1 Sonographie [4, 5, 8, 32, 33, 48, 78, 79]

Das sonographische Grundprinzip beruht auf der Emission und Rezeption von Ultraschallwellen. Dabei handelt es sich um mechanische Schwingungen mit Frequenzen von mehr als 16 kHz. In der medizinischen Diagnostik werden gewöhnlich Frequenzen von 1 - 15 MHz eingesetzt. Verwendet werden drei verschiedene Schallkopftypen: Linear-, Konvex- und Sektorscanner mit linearer, konvexer bzw. radialer Ausbreitung der Impulse. Die Untersuchungssequenzen für die Milzdiagnostik erfolgen im Transversal-, Longitudinal-, Subkostal- und Interkostalschnitt.

Seit dem erstmaligen Einsatz von Ultraschallkontrastmitteln in den 90er Jahren des 20. Jahrhunderts hat die sonographische Diagnostik eine rasante Entwicklung durchlaufen. Für die Anwendung von Kontrastmittel in der Abdomensonographie sind in Deutschland zwei Echosignalverstärker zugelassen:
- SonoVue®: Bläscheninhalt Sulfurhexafluorid-Gas (SF_6), Phospholipidhülle
- Levovist®: Galaktose-Luft-Suspension.

Diese kontrastgebenden Substanzen enthalten Mikrobläschen von definierter Größe (Durchmesser: ca. 1 - 7 µm) [8]. Nach intravenöser Bolusinjektion passieren sie die Lungenkapillaren und erreichen dann mit dem arteriellen Blutstrom die Milz. Mit High-End-Ultraschallgeräten und niedrigen Schalldrücken (MI < 0,1) werden die emittierten Frequenzen durch Mikrobläschenresonanz bis zum Faktor 1000 [78] verstärkt. Die Kontrastverstärkung beruht dabei entweder auf der Anregung der Mikropartikel zur

Oszillation (SonoVue®, Bracco SpA®) und deren kontinuierlicher Emission harmonischer Signale (sog. low-MI-real-contrast-sonography) oder auf dem Zerplatzen der Mikrobläschen (Levovist®) unter einmaliger Emission eines nicht-linearen Signals (stimulierte akustische Emission). Die Gasbläschen reflektieren dabei einerseits die Ultraschallwellen, andererseits werden sie durch die Beschallung mit niedriger Emissionsenergie zur nicht-linearen Resonanz angeregt und erhöhen so die Intensität der zurückkommenden Echos durch Emission von Schallwellen im Bereich der doppelten Grundfrequenz (erste Harmonische) des transmittierten Pulses. Dadurch ist eine kontinuierliche Analyse des An- und Abflutens des Kontrast-mittels und somit eine dynamische Beurteilung der Vaskularisation von Milzherden in Real-Time-Technik unter zusätzlicher Berücksichtigung von Zeit-Intensitätskurven möglich. Für ca. fünf bis zehn Minuten verbleiben die Bläschen als echoreiche, mit dem Blutstrom fließende Reflexe im Gefäßlumen. Ein Übertritt in das Interstitium oder die Zellflüssigkeit ist nicht zu beobachten. Dadurch ist eine exakte Darstellung der Blutflusskinetik ohne Überlagerung extravaskulärer Verteilungsprozesse möglich.

1.5.2 Computertomographie [2, 11, 34]

Die Computertomographie wurde bereits 1968 von *Hounsfield* und *Cormack* entwickelt. Die ersten Geräte kamen 1971 als Schädel-Computertomographen zum Einsatz. Das computertomographische physikalische Prinzip beruht auf der Messung der Schwächung der Photonenflussdichte (Strahlungsintensität) von Röntgenstrahlen im Gewebe beim Passieren einer definierten Schichtebene. Zur Milzdiagnostik kommen unterschiedliche Generationen von konventionellen Computertomographen sowie neueren Spiral- und Multislice-Computertomographen zum Einsatz, die bei konstantem Tischvorschub bis zu 64 Schichten gleichzeitig erfassen können und so die Untersuchungszeiten deutlich verkürzen. Zur Erhöhung der Dichteunterschiede der untersuchten Strukturen werden orale oder intravenös applizierte, jodhaltige, nierengängige, nieder- oder hochosmolare Kontrastmittel eingesetzt.

1.5.3 Magnetresonanztomographie [2, 11, 34]

Atomkerne mit ungerader Protonenzahl besitzen einen Drehimpuls und verhalten sich wie miniaturisierte Dipole. Dieser Drehimpuls wird als „Kernspin" bezeichnet. Für die Magnetresonanztomographie ist der Kern des Wasserstoffatoms von herausragender Bedeutung, weil es das häufigste Isotop mit Kernspin im menschlichen Körper ist. Durch Einsatz verschiedener Pulssequenzen mit unterschiedlicher zeitlicher Länge und Energie der eingestrahlten Impulse, zum Beispiel Spinecho-, Turbospinecho-, Inversed-recovery-, STIR-, FLAIR-, diffusionsgewichtete und Gradientenechosequenzen, ist in Abhängigkeit von der T1- und T2-Relaxationszeit, der Protonen- und Spindichte, Gewebeperfusion, Wasserdiffusion und dem Blutfluss in den Gefäßen eine genaue Charakterisierung des Milzgewebes möglich. Zur magnetresonanztomographischen Bildgebung von fließendem Blut ist eine kontrastmittelfreie oder -unterstütze Darstellung, meist mit gadoliniumhaltigen Kontrastmitteln, möglich.

1.5.4 Nuklearmedizinische Bildgebungsverfahren [2, 11, 34]

Mit Hilfe von intravenös applizierten Nukliden, die sich im Körper selektiv in bestimmten Regionen anreichern, werden Aufnahmen des Milzschattens durchgeführt. Zum Einsatz kommen Radionuklide, zum Beispiel ^{99m}Tc und $^{123/131}$I oder Radiotracer, die extrakorporal detektierbare radioaktive Strahlung emittieren. In der Regel handelt es sich hierbei um γ- oder β^+-Strahler mit einer emittierten Energie von ca. 70 bis 511 keV. Neben Summationsbildern sind dabei auch Schichtaufnahmen möglich. Zum Einsatz kommen planare (zur Darstellung der statistischen Verteilung des Radiopharmakons in der „Region of interest (ROI)") und tomographische Szintillatoren (SPECT zum Nachweis einzelner Photonen, PET zum Nachweis beider emittierter Photonen im β+-Zerfall).

2 Ziele und Fragestellungen

Während über die Möglichkeiten und Grenzen bildgebender Verfahren in der Detektion und Diagnostik von Raumforderungen der Oberbauchorgane, insbesondere der Leber, eine Vielzahl von Publikationen existieren, sind Veröffentlichungen über die Wertigkeit, die klinische Relevanz und den differenzierten Einsatz von bildgebenden diagnostischen Untersuchungsverfahren zur Abklärung von Milzveränderungen rar. Zudem wurden in der Vergangenheit meist nur einzelne Kasuistiken veröffentlicht. Der Grund hierfür liegt in der Seltenheit umschriebener Milzprozesse. In drei retrospektiven klinischen Arbeiten über die Häufigkeit fokaler Milzveränderungen wird dieser Sachverhalt deutlich. *W. Bostik* fand in einer breit angelegten Studie an 11.707 Autopsien nur sechs benigne und vier maligne primäre Milztumoren (0,085 % aller Milzautopsien) [43]. *G. Schmidt* konnte eine Häufigkeit von fokalen Milzveränderungen in Höhe von ca. 0,2 - 0,3 % feststellen [49] und *N. Börner* notierte zu 121.372 retrospektiv analysierten Ultraschalluntersuchungen des Abdomens lediglich 0,076 % fokale echoreiche Milzraumforderungen und -läsionen [45]. Andererseits ist die Milz aber häufig das primäre Organ, in dem benigne und maligne Läsionen, zum Beispiel Zysten, Hämangiome, Abszesse und Metastasen auftreten. Zumeist bleiben diese Raumforderungen klinisch stumm oder führen nur zu unspezifischen Symptomen. Eine bildgebende Abklärung dieser Veränderungen bleibt so meist aus. Ein Arztbesuch erfolgt von den Betroffenen meist erst dann, wenn eine bedeutende Größenzunahme des Organs mit begleitender Schmerzsymptomatik auftritt.

In der vorliegenden klinischen Studie wurden retrospektiv die im Zeitraum von Januar 1996 bis Dezember 2003 am Institut für Pathologie der Universitätsklinik Regensburg erhoben makroskopischen histologischen Diagnosen von fokalen und diffusen Läsionen der Milz gesammelt, kategorisiert und analysiert. Durch anschließenden Vergleich der Detektions- und diagnostischen Ergebnisse der bildgebenden Befunde aus den Ultraschalluntersuchungen (konventionell-native B-Mode- und kontrastmittelunterstützte Sonographie), den Schnittbildverfahren (Computer- und Magnetresonanztomographie) sowie der nuklearmedizinischen bildgebenden Diagnostik (Positronen-Emissions-Tomographie) mit dem durch radikale oder partielle Milzexstirpation oder Probebiopsie gewonnenen histologischen Material und den daraus abgeleiteten Validitätsparametern lassen sich der klinische Stellenwert und die Grenzen dieser bildgebenden Verfahren in der Milzdiagnostik verdeutlichen. Besondere Bedeutung kommt dabei der Beantwortung der Frage nach einem möglichst effizienten und effektiven Einsatz der trennschärfsten bildgebenden Untersuchungsverfahren sowie der Entscheidung für deren seriellen oder parallelen Einsatz in der Primär- und weiterführenden Diagnostik zu.

3 Material, Methodik und Patientenkollektiv

3.1 Allgemeines zum Studiendesign

Es liegt eine retrospektive klinische Studie vor, durch die eine Verifizierung des Krankheitsstatus des untersuchten Patientenkollektivs anhand eines vor Studienbeginn validierten, unabhängigen Goldstandards in Form der Histologie möglich war. Zu jedem erhobenen bildgebenden Befund, an den sich eine konsekutive Splenektomie oder Probebiopsie des Milzparenchyms anschloss, existierte ein korrespondierendes histologisches Gutachten. Durch retrospektiven Vergleich der Ergebnisse des histologischen Goldstandards mit den Ergebnissen aus den bildgebenden Untersuchungen konnten Berechnungen über die Validitätsparamter erfolgen. Ein Vergleich mit aktuellen Studien zu diesem Thema erlaubt eine Abschätzung und Relativierung der klinischen Relevanz der vorgestellten Ergebnisse. Nach den BUB-Richtlinien (19) für Diagnosestudien kann der vorliegenden Studie somit der Evidenzgrad IIb zugeordnet werden. Die Studie genügt den Anforderungen bezüglich einer Erfüllung der Kriterien für Validität und Evidenz von klinisch retrospektiven Studien hinreichend.

Die Auswahl des Referenz- bzw. Goldstandards in Form der histologischen Gutachten bildete die Grundlage der statistischen Analyse der bildgebenden Diagnosen und bestimmte maßgeblich die Qualität dieser klinischen Studie. Dadurch sollten Verzerrungen in der Berechnung der Validitätsparameter vermieden werden und die Validität der diagnostischen Verfahren im Hinblick auf eine optimierte Patientenversorgung, Risikostratefizierung und Therapieevaluation gesteigert werden. Die Qualität und Güte der eingesetzten bilgebenden Verfahren wurde durch Ermittlung der Validitätsparameter (Sensitivität, Spezifität, prädiktive Werte, Likelihood-Ratios) beurteilt. Berücksichtigung fanden hierzu auch spezielle Einflussfaktoren auf die Detektions- und Diagnoseleistungen, wie zum Beispiel einerseits die individuellen Erfahrungen der Diagnostiker in der Beurteilung suspekter, fokaler Milzauffälligkeiten sowie andererseits Vorinformationen über vermutete fokale Milzalterationen aufgrund der aktuellen Anamnese bzw. Epikrise der Patienten oder bereits gestellter Verdachtsdiagnosen der im Vorfeld durchgeführten Bildgebung.

3.2 Materialgewinnung, Aufarbeitung sowie makroskopische und mikroskopische Begutachtung des Milzparenchyms [27]

Die histologische und zum Teil zusätzlich durchgeführte zytologische Aufarbeitung des gewonnenen Materials erfolgte entweder nach chirurgischer Exstirpation der Milz als radikale Form der Diagnosesicherung oder nach ultraschall- bzw. CT-gesteuerter Punktion des Milzparenchyms zur Entnahme von suspekten, alterierten Parenchymanteilen. Die sich an die Materialgewinnung anschließende histologische Begutachtung des entnommenen Milzparenchyms basierte auf einer durchschnittlichen makroskopischen Schichtdicke von ca. 1 cm unter vorausgesetzter lamellärer Schnittführung bei der Sektion der Milzpräparate. Die durchschnittliche Schichtdicke der histologischen Präparate für die anschließenden mikroskopischen und zytologischen Untersuchungen betrug ca. 100 µm.

Eine Biopsie des Milzparenchyms war zur differenzialdiagnostischen sowie operations- und therapiestrategischen Abklärung sinnvoll. Bei dringlicher OP-Indikation, bei septischen Patienten und Patienten mit hämorrhagischer Diathese war von einer Punktion Abstand genommen worden. Voraussetzung für die Durchführbarkeit der Punktion war ein punktionsfähiger Gerinnungsstatus mit einer Thromboplastinzeit (Quickwert) von über 70 % und einer partiellen Thromboplastinzeit (pTT) von weniger als 40 Sekunden. Nach erfolgter Markierung der Organgrenzen wurde mit Punktionsnadeln in tiefer Inspiration und Rückenlage des Patienten in der vorderen Axillarlinie ca. 6 - 8 cm kaudal der oberen Grenze der perkutorischen Dämpfung der Milz Material entnommen. Feinnadelpunktionen (Lumendurchmesser der Nadel < 1mm) ermöglichten eine zytologische Aufarbeitung von aspiriertem Material. Stanzbiopsien mit großlumigen Punktionskanülen (Lumendurchmesser der Nadel > 1,2 mm) dagegen erlaubten die Gewinnung von quantitativ und qualitativ ausreichendem Milzgewebe zur histologischen Untersuchung. Die spezielle Verwendung der Punktionsnadeln mit einem bestimmten Nadeldurchmesser war vom potentiellen Risiko abhängig, das sich bei der Punktion für den Patienten ergab. Zum Beispiel wurden bei Gefahr der Verletzung von benachbarten Gefäßen eher feinlumige Nadeln eingesetzt.

Bei sonographisch gesteuerter Punktion wurde die Punktionsnadel entweder frei oder unter Führung am Schallkopf in Schallrichtung in den zu punktierenden Bereich vorgeschoben. Alternativ erfolgte eine Punktion mit Hilfe eines speziell perforierten Punktionsschallkopfes, durch dessen Öffnung die Punktionsnadel vorgeschoben werden konnte. Dabei erschien am Bildschirm ein Nadelspitzenreflex, dessen korrekte Lage beim Eintritt und Tiefertreten der Nadel in die Milz kontrolliert wurde. Vor der Punktion konnten Kontrastmittel-Sonographien Aufschluss über gefäßreiche Raumforderungen, zum Beispiel von Hämangiomen, liefern. Mit Hilfe der Computertomographie wurden sehr kleine Milzherde sicher biopsiert. Dazu wurde vor der Punktion eine Kontrastmittel-Computertomographie zum Ausschluss von gefäßreichen Läsionen durchgeführt. Anschließend wurde anhand der Planungs-CT-Bilder der günstigste Punktionsweg gewählt, um Verletzungen benachbarter Organe, Gefäße und Nerven zu vermeiden. Um Nachblutungen auszuschließen erfolgte unmittelbar nach der Punktion eine Kontroll-Computertomographie bzw. -Sonographie sowie nach vier und 24 Stunden weitere Kontrollsonographien. Um die Gefahr von postinterventionellen Blutungen zu minimieren wurden die Patienten für ca. vier Stunden auf der Punktionsstelle gelagert.

Kriterien der histologischen Kategorisierung von Milzläsionen waren:

- Histologisches Verteilungs- bzw. Ausbreitungsmuster
  1. Fokal
  Herdförmige, mit histologischem Nachweis und zum Teil auch Nachweis einer Knoten-/Knötchen- oder Herdbildung in der Bildgebung.
  2. Diffus
  Vollständige/globale Durchsetzung des gesamten Milzparenchyms ohne histologischen Nachweis einer Knoten-/Knötchen- oder Herdbildung bzw. „disseminiert" bei primärer Tumormanifestation in der Milz oder sekundärer Metastasierung in das Milzparenchym.
  3. Keine histologische Abgrenzung von fokalen oder diffusen Milzaffektionen.

- Anzahl der Foci
  1. Unifokal
  Ein einziger umschriebener Herd, Bezeichnung in der Bildgebung als solitärer/ singulärer Herd.
  2. Multifokal
  Mindestens zwei Foci, die histologisch und/oder durch korrespondierende Bildgebung als umschriebene Parenchymalterationen abgrenzbar waren.
  3. Diffus
    - Diffus-nodulär
    Makroskopisch und/oder histologisch detektierbare Knoten- bzw. Knötchenbildung bei diffuser Infiltration.

- Solitärer Herd mit intrinsisch diffusem Befallsmuster
  Makroskopisch und/oder histologisch nachweisbare singuläre Knoten-/ Knötchenbildung im Milzparenchym mit histologisch nachweisbarem intranodulären diffusen Ausbreitungsmuster = sog. „bulky-formation".

Somit wurden Veränderungen des Milzparenchyms folgenden histologischen Kategorien zugeordnet:

1 Milzaffektionen im engeren Sinne
1.2 Unifokale Raumforderungen
1.3 Multifokale Raumforderungen
1.4 Diffuse Infiltrationen

2 Milzaffektionen im weiteren Sinne (echte Läsionen des Milzparenchyms)
2.1 Hämatome/Hämorrhagische Parenchymdestruktionen
2.2 Infarkte

Die weitere Subklassifizierung erfolgte nach folgenden Selektionskriterien:
- Lokalisation
  1. Subkapsuläre Lage
     Umschriebene, an die Milzkapsel angrenzende, vom physiologischen Milzparenchym histologisch und gegebenenfalls auch durch bildgebende Verfahren abgrenzbare, fokale oder diffuse Milzaffektionen, hämorrhagische Parenchymdestruktionen oder Infarzierungen ohne primäre Kapseldestruktion.
  2. Intraparenchymatöse Lage
     Fokale oder diffuse Manifestation von Milzraumforderungen und -läsionen im Milzparenchym ohne Begrenzung zur (Rest-)Milzkapsel.

- Größe
  1. Makroskopisch, histologisch und durch bildgebende Verfahren detektierbare Milzläsionen
  2. Histologisch und durch bildgebende Verfahren detektierbare Milzaffektionen
  3. Ausschließlich histologisch nachweisbare Milzläsionen

- Befallsart des Milzparenchyms
  1. Primäre Manifestation
  Genuine, im Milzparenchym durch benigne oder maligne autonome oder induzierte Proliferation von Zell- und/oder Gewebsverbänden entstandene histopathologische Milzaffektionen.
  2. Sekundäre Manifestation
  Sukzessive/akzessorische Infiltration/ Dissemination/ Manifestation von benignen oder malignen Milzläsionen im Milzparenchym mit oder ohne autonome Proliferation von pathologischen Zell- und/oder Gewebsverbänden.

- Bei diffus infiltrierenden Non-Hodgkin- und Hodgkin-Lymphomen
  1. Malignitätsgrad: niedrigmaligne (gering aggressiv), hochmaligne (hoch aggressiv)
  2. Klassifizierung von Non-Hodgkin-Lymphomen nach klinischen, morphologischen, immunphänotypischen und molekulargenetischen Kriterien: Klinische Klassifikation, REAL-/WHO-Klassifikation und Kieler Klassifikation

- Bei Hämatomen und Infarkten
  Hämorrhagische Destruktionen, Infarkte und Infarzierungen des Milzparenchyms mit oder ohne (partielle oder totale) Kapselruptur.

3.3 Akquisition von Bildgebungsbefunden und Untersuchungstechniken der Bilderstellung

3.3.1 Datenquellen

Da die konventionelle Röntgendiagnostik weder einen direkten Beitrag zur Detektion noch eine artdiagnostische Abklärung von Veränderungen des Milzparenchyms erlaubt, wurde dieses bildgebende Verfahren in der Studie nicht berücksichtigt. Eine Darstellung von intrasplenischen Verkalkungen und Einschmelzungsherden mit Lufteinschlüssen ist unter ausreichenden Untersuchungsbedingungen bedingt möglich. Auch angiographische Verfahren zur Abklärung von Raumforderungen der Milz wurden in dieser Studie nicht mitberücksichtigt. Ihr primäres Einsatzspektrum ist die Diagnostik von Veränderungen der zu- und abführenden Milzgefäße, nicht aber die Diagnostik von fokalen und diffusen Raumforderungen des Milzparenchyms.

Datenquellen waren:
- Sonographische Befunde von 01/96 bis 12/03 aus dem internen elektronischen Archivierungssystem sowie aus Ordnern des Zentralarchivs der Universitätsklinik Regensburg.
- Computertomographische Befunde von 01/96 bis 12/03 aus dem internen automatischen elektronischen Datenverarbeitungs- und -archivierungssystem PACS (Picture-Archiving-and-Communication-System) und RIS (Radiologie-Informations-System)/Medos (Medizinisches-Dokumentations-System) des Instituts für Röntgendiagnostik sowie hängenden Ordnern des Zentralarchivs der Universitätsklinik Regensburg.
- Magnetresonanztomographische Befunde von 01/96 bis 12/03 aus dem internen automatischen elektronischen Datenverarbeitungs- und -archivierungssystem PACS und RIS/Medos des Instituts für Röntgendiagnostik sowie hängenden Ordnern des Zentralarchivs der Universitätsklinik Regensburg.
- Nuklearmedizinische Befunde von 01/96 bis 12/03 aus dem automatischen elektronischen Archivierungssystem des nuklearmedizinischen Instituts der Universitätsklinik Regensburg.
- Operationsberichte/-protokolle, (Kurz-)Arztbriefe und ärztliche Konsiliarprotokolle von 01/96 bis 12/03 aus dem klinikinternen automatischen elektronischen Archivierungssystem sowie hängenden Ordnern des Zentralarchivs. Fehlende und nicht eruierbare Unterlagen wurden zum Teil aus externen Kliniken und Arztpraxen angefordert.

3.3.2 Einschlusskriterien

3.3.2.1 Allgemeine Einschlusskriterien

Der Zeitpunkt, von dem an eine Berücksichtigung aller positiven wie auch negativen Befunde der Bildgebungsverfahren in der Berechnung der Validitätsparameter erfolgte, wurde als kritischer Zeitpunkt oder *Cut-Off-Zeitpunkt* X_c bezeichnet. Dieser entsprach demjenigen Zeitpunkt vor der Durchführung der Splenektomie oder Probebiopsie, ab dem der jeweilige arithmetische Mittelwert der Summe aus der Sensitivität und Spezifität eines bildgebenden Verfahrens für bestimmte Milzläsionen maximal wurde. Eine praktikable Bestimmung ließ sich durch Berechnung des Produktes aus $0{,}5 \cdot$ (Sensitivität + Spezifität) zu bestimmten, zuvor festgelegten Zeitintervallen vom Tag der Durch-führung der letzten bildgebenden Untersuchung bis zum Tag der Splenektomie bzw. Probebiopsie verwirklichen.

$$X_c(i) = \sum_{n=0}^{i} \frac{Sensitivität_i + Spezifität_i}{2} \longrightarrow max.$$

i: Zeitintervall vom Tag der letzten bildgebenden Untersuchung bis zur Splenektomie bzw. Probebiopsie

Ab diesem Schwellenwert wurden neben den richtig negativen auch alle falsch negativen Befunde berücksichtigt, die somit als echte (i. e. relevante) falsch negative Befunde Eingang in die Berechnung der Validitätsparameter der jeweiligen bildgebenden Verfahren fanden. Folgende Cut-Off-Zeitpunkte X_c [die] wurden bestimmt:

Sonographie	CT	MRT und nuklearmedizinische bildgebende Diagnostik
20	20	Keine Festlegung eines Cut-Off-Zeitpunktes X_c , da keine falsch negativen bildgebenden Befunde vorhanden waren, d. h. alle bildgebenden Befunde konnten unabhängig von der Qualität des Ergebnisses (richtig/falsch positiv/negativ) berücksichtigt werden

Tabelle 3.1 *Cut-Off-Zeitpunkt X_c der Bildgebungsverfahren bis zur Splenektomie bzw. Probebiopsie des Milzparenchyms.*

Selektionskriterien für die zur Berechnung der Validitätsparameter notwendigen Informationen aus den bildgebenden Befunden waren:

- Zu histologisch verifizierten fokalen und diffusen Milzaffektionen i. e. und w. S. sowie histologischen Gutachten ohne Diagnose einer Milzläsion wurden unabhängig vom Zeitpunkt der Diagnosestellung bis zur Splenektomie oder Probebiopsie und unabhängig von den Größenverhältnissen der Milzläsionen mindestens eine beschreibende Diagnose, Verdachtsdiagnose oder Artdiagnose, die Diagnose einer Splenomegalie oder einer Nebenmilz gestellt. Dabei war es unerheblich, ob bei zwei und mehreren ab dem Cut-Off-Zeitpunkt im Beobachtungszeitraum erhobenen Befunden eine oder mehrere unauffällige Diagnosen gestellt wurden. Entscheidend war, dass mindestens ein positiver Befund im Beobachtungszeitraum oder bei mehreren Befunden der letzte positive Befund ab dem Cut-Off-Zeitpunkt vor der Splenektomie bzw. Probebiopsie vorlag. Das bedeutet somit, dass alle richtig und falsch positiven Befunde erfasst wurden.
- Zu histologisch nachgewiesenen fokalen und diffusen Milzaffektionen i. e. S. wurden innerhalb des Zeitraums vom Cut-Off-Zeitpunkt bis zum Tag der Splenektomie oder Probebiopsie die bildgebenden Befunde mit der Diagnose

„Unauffälliges (oder tumorfreies) Milzparenchym (i. e. ohne Detektion einer Milzaffektion)" oder „Unauffällige Darstellung der parenchymatösen Oberbauchorgane" oder ähnliches erstellt. Das heißt, es wurden alle richtig und falsch negativen Befunde erfasst.

- Bei Milzaffektionen i. w. S. (echte Milzläsionen) wurde nur der unmittelbar am Tag der Splenektomie oder Probebiospie erstellte negative bildgebende Befund (meist im Rahmen einer Notfall-Bildgebung und/oder Untersuchung auf intraperitoneale Blutungsquellen) berücksichtigt, weil das Auftreten eines Milzhämatoms stets akut erfolgte. Das bedeutet, wären auch Befunde berücksichtigt worden, die vor dem Tag der Splenektomie bzw. Probebiopsie (falsch) negativ waren (also keine Milzhämatome nachgewiesen hatten), hätte dies die Anzahl an falsch negativen Befunden erhöht und somit die Sensitivität und den positiven Prädiktivwert des bildgebenden Verfahrens reduziert.

Berechnet wurden arithmetische Mittelwerte aus der Summe der Tage ab den Cut-Off-Zeitpunkten mit unauffälliger Bildgebung bis zum Tag der Splenektomie bzw. Probebiopsie dividiert durch die Anzahl der Patienten mit histologisch verifizierter Milzläsion pro histologische Kategorie. Bildgebende Befunde, die oben genannte Bedingungen erfüllten, wurden als relevante Befunde erachtet und zur Berechnung der Validitätsparameter der bildgebenden Verfahren mit berücksichtigt.

3.3.2.2 Spezielle Einschlusskriterien für bildgebende Befunde mit pathologischer Milzvergrößerung

Da sich die metrischen Daten von Milzexstirpaten und von In-vivo-Milzen hinsichtlich der in vivo noch vorhandenen Perfusion unterschieden, waren die in der histologischen Begutachtung ermittelten Massen- und Volumenverhältnisse der Milzen stets kleiner als diejenigen bei noch perfundierten, nicht exstirpierten Milzen. Grundlage der Definition einer Splenomegalie war deshalb die/das in der Bildgebung vor der Splenektomie oder Probebiopsie ermittelte Milzfläche oder -volumen. Bis zu einer willkürlich festgelegten Fläche von 60 cm² (= 5 cm x 12 cm) bzw. einem Volumen von bis zu 480 cm³ (5 cm x 8 cm x 12 cm) wurden die metrischen Daten der vermessenen Milzen als noch physiologisch definiert, also nicht als Splenomegalie klassifiziert. Als unterer Grenzwert zur Festlegung einer Splenomegalie galt ein in der Sonographie ermitteltes Milzvolumen von mindestens 480 cm³ bzw. bei zweidimensionaler, planarer Vermessung eine vermessene Milzfläche von mindestens 60 cm² bei einer senkrecht zum kraniokaudalen Durchmeser (> 12 cm) und durch den Hilus verlaufenden gemessen Breite von mindestens 5 cm (und damit pathologischer, weiter abklärungsbedürftiger Breite). In der Computertomographie wurde ein Milzvolumen von größer als 310 ml als pathologisch gewertet. Zu berücksichtigen war allerdings, dass der Zeitpunkt der/des zuletzt/einzig vor der Milzexstirpation durchgeführten bildgebenden Verfahren(s) und der Zeitpunkt der Splenektomie nicht immer übereinstimmten und damit die per Bildgebung ermittelten Größenverhältnisse nicht denen entsprachen, wie sie zum Zeitpunkt der Splenektomie oder Probebiopsie tatsächlich vorherrschten. Da die letzte/einzig durchgeführte sonographische Untersuchung (nur bei diesem bildgebenden Verfahren lagen ausreichende Größenangaben über Milzraumforderungen vor, nicht dagegen in den Schnittbildverfahren) im Durchschnitt aber maximal neun Tage vor der Splenektomie oder Probebiopsie erfolgte, war die durchschnittliche Veränderungsrate der metrischen Daten der In-vivo-Milzen bis zu diesem Zeitpunkt minimal und damit vernachlässigbar.

3.3.3 Rahmenbedingungen und technische Durchführung der Bildakquisition

Im Folgenden erfolgt eine Erläuterung der allgemeinen Voraussetzungen für die Indikationsstellung sowie der Rahmenbedingungen und Kontraindikationen zur Durchführung von geplanten bildgebenden Untersuchungen der Milz. Im Vordergrund hierzu steht die Gewährleistung bestmöglicher Untersuchungsbedingungen und -ergebnisse.

3.3.3.1 Sonographie

Eine spezielle Patientenvorbereitung war vor der Untersuchung nicht notwendig. Die Patienten erschienen nüchtern zur Untersuchung. Die Beschallung der Milz erfolgte in Rücklage oder in Rechtsseitenlage des Patienten im interkostalen Schrägschnitt in der Medioklavikularlinie zwischen unterem Rippenbogenrand und Beckenkamm parallel zum Rippenlängsverlauf mit erhobenem linkem Arm in Exspiration und während maximaler Inspiration. Dadurch konnte eine Vergrößerung des Interkostalraums erreicht werden und eine bessere Ankopplung des Applikators an die Milz. Das Organ trat so, dem Verlauf der neunten oder zehnten Rippe folgend, unter dem Rippenbogen hervor. Verwendung fanden 3,5- bis 5,0-MHz-Abdomenschallköpfe mit Sektor- und Linear-Array aus dem Ultraschallzentrum der Kliniken und Polikliniken für Innere Medizin I und Chirurgie sowie der Abteilung für Nuklearmedizin und dem Institut für Röntgendiagnostik an der Universitätsklinik Regensburg. Zusätzlich eingesetzte, hochauflösende 7,5- und 10,0-MHz-Schallköpfe erlaubten eine adäquate Penetration des Milzgewebes unter Einsicht tiefer Kompartimente. Die Untersuchungen erfolgten mittels konventioneller Ultraschalltechnik im B-Mode und zum Teil auch unter zusätzlicher Verwendung spezieller Ultraschallkontrastmittel (Siemens Sonosite Elegra, General Electrics L9).

Bei kleinen Milzen war oftmals eine Beurteilung des oberen Milzpols nicht möglich, da dieser häufig durch Luft- und Knochenüberlagerung schlecht einsehbar war. Bei Splenomegalie dagegen konnten die Organgrenzen der vergrößerten Milz den kaudalen Rippenbogen überschreiten, so dass in diesen Fällen auch eine Beurteilung der Organgröße und Parenchymtextur im Subkostalschnitt möglich war. Nach Beurteilung der Atemverschieblichkeit, der Beziehung zur linken Niere und der Fixierung des Monitorbildes in tiefer Inspiration bzw. Exspiration zur Einsicht auch posterolateraler Anteile der Milz wurden die einzelnen Achsen zur Größenbestimmung erfasst. Die Messungen der Milzlänge und -tiefe wurden parallel zum Interkostalraum, jeweils durch den Milzhilus, vorgenommen. Zur Bestimmung der Breite wurden die Schallköpfe an dieser Stelle um 90° gedreht und wiederum durch den Milzhilus gemessen. Gelegentliche Schallstreuung an den Rippen sowie statistische Abweichungen der ermittelten Ist-Größe von der (fiktiven) Soll-Größe der Milz, die durch Drehung des Schallkopfes zur Breitenbestimmung bedingt sein sollen, wurden nicht berücksichtigt.

Gegebenenfalls erfolgte die Durchführung einer Pulse-Wave-(PW-) Dopplersonographie der Milzgefäße zum Nachweis oder zum Ausschluss eines Milzarterienverschlusses mit konsekutivem Milzinfarkt, einer Milzvenenthrombose, Kollateralkreisläufen bei portaler Hypertension oder einem arterio-venösen Aneurysma bzw. einer Malformation der zu- und abführenden Milzgefäße. Bei nachgewiesenen Milzraumforderungen erfolgte ein zusätzlicher Einsatz der farbkodierten Duplexsonographie. Mit ihrer Hilfe war eine teilweise Charakterisierung des Perfusionsverhaltens der fraglichen Raumforderungen möglich.

Die kontrastmittelverstärkte Sonographie hat sich als weiteres bildgebendes Verfahren in der Detektion und Differenzialdiagnostik von Milzläsionen an der Universitätsklinik Regensburg etabliert. Zum Einsatz kamen die beiden Kontrastmittel Levovist (SH U 508)® und SonoVue (BR-1)®. Patienten, bei denen mittels konventioneller B-Mode-Sonographie fokale Veränderungen des Milzparenchyms aufgefallen waren, bekamen 2,5 g des Kontrastmittels Levovist® als Suspension in Wasser intravenös als Bolus appliziert. SonoVue® wurde in einer Dosis von 4,8 ml verabreicht. Anschließend wurden 10 ml einer 0,9-prozentigen Kochsalzlösung injiziert. Drei Minuten nach der Kontrastmittel-Injektion wurde das Milzparenchym mittels Contrast-Harmonic-Imaging-Modus bei einem mechanischen Index (MI) von ca. 1,2 - 1,6 intercostal geschallt (Levovist®). Bei Verwendung von SonoVue® wurde mittels Ensemble-Contrast-Imaging-Modus kontinuierlich über 2-6 Minuten bei einem MI von ca. 0,1 - 0,3 untersucht.

3.3.3.2 Computertomographie

Die Milzen wurden mit modernen Computertomographen der dritten und vierten Generation (Einzelschicht- und Multislice-Spiral-CT mit care-vision-Modus, Siemens) gescannt. Die Durchführung der Untersuchungen erfolgte in Nativtechnik sowie unter Einsatz der intravenös applizierten, nierengängigen, jodhaltigen Kontrastmittel Imeron 300®, Ultravist 300®, Solutrast 300® oder Optiray 300®. Dadurch konnte eine Akzentuierung der Dichteunterschiede der verschiedenen, angrenzenden Gewebekomponenten erzielt werden. Für die CT-Scans wurden Schichtdicken von ca. 5 - 10 mm verwendet. Gegebenenfalls wurde zur Darstellung der Gefäßarchitektur der Milz eine CT-Angiographie durchgeführt. Spezielle Vorbereitungsmaßnahmen der Patienten für die Scans waren nicht notwendig.

Voraussetzungen für die Durchführung der Untersuchungen waren ein:

- anamnestischer und laborchemischer Ausschluss einer Nierenfunktionsstörung mit Reduktion der Kreatinin-Clearance (GFR) auf Werte unter 60 ml/min und Erhöhung des Serum-Kreatininspiegels über 1,5 mg/dl
- laborchemischer Ausschluss einer hyperthyreoten Stoffwechsellage durch Bestimmung des Serumspiegels von TSH_{basal} (untere Normgrenze: 0,4 mg/dl)
- laborchemischer Ausschluss einer hämorrhagischen Diathese vor CT-gesteuerter Punktion durch Überprüfung des Gerinnungsstatus (Quick-Wert: > 70 %, pTT < 40 Sekunden)
- anamnestischer Ausschluss von allergischen/allergoiden Reaktionen auf eine frühere Kontrastmittelgabe.

Die Patienten wurden auf dem Untersuchungstisch mit über dem Kopf angewinkelten Armen auf den Rücken gelagert. Während diese den Atem anhielten, wurde ein Bereich von den Diaphragmaschenkeln bis zum Unterrand der Leber, bei Splenomegalie bis in das kleine Becken, abgescannt. Mittels Einzelschicht- oder Multislice-Spiral-Computertomographen war eine lückenlose Erfassung der Oberbauchorgane in einem Untersuchungsdurchgang innerhalb von zehn bis 20 Sekunden unter weitestgehendem Ausschluss von Bewegungs- und Atemartefakten möglich. Die anschließende Beurteilung der Milz erfolgte im Nativ-Scan mit einer Centereinstellung von ca. 40 HE (Hounsfield-Einheiten) und einem Window von ca. 350 HE, nach Kontrastmittel-Gabe mit einem Center von ca. 60 HE und einem Window von ca. 400 HE.

Um eine vollständige Erfassung der komplexen Perfusion der Milz zu gewährleisten, wurden biphasische Untersuchungen in der früharteriellen und portalvenösen Phase nach Kontrastmittelinjektion durchgeführt. Ca. 25 Sekunden nach intravenöser Kontrastmittelgabe konnte in der arteriellen Phase zumeist eine inhomogen fleckige (sog. „Tigerfellmusterung"), manchmal auch streifige (sog. „Zebramusterung") Kontrastmittelanreicherung des Milzparenchyms beobachtet werden. Zeitlich unterschiedliche Kontrastierungsphänomene aufgrund eines unterschiedlichen Vaskularisationsgrades und Dichtedifferenzen der roten und weißen Milzpulpa führen im Allgemeinen dazu, dass die Perfusion des interstitiellen Grundgerüsts der roten Milzpulpa mit ihren versorgenden Gefäßarkaden besser und rascher erfolgt als der weißen Pulpa. Dadurch stellte sich die rote Pulpa hyperdenser gegenüber der weißen Pulpa dar. In der anschließenden portal-venösen Phase (ca. 60-90 Sekunden nach Kontrastmittel-Injektion) war eine homogene Dichterhöhung des gesamten Milzparenchyms zu beobachten. Späte Scans blieben bestimmten Fragestellungen vorbehalten, zum Beispiel dem Nachweis von Verkalkungen oder Blutungen.

3.3.3.3 Magnetresonanztomographie

Zum Einsatz kamen 1,5-Tesla-MR-Scanner mit zirkular polarisierten Body-Array-Spulen (Siemens). Die Durchführung der Untersuchung war nur bei Patienten ohne Herzschrittmacher, Insulinpumpe, implantiertem automatischen Kardioverter-Defibrillator, Cochlea-Implantat, Granatsplitter und Gefäßclips aus ferromagnetischen Materialien möglich, da bei Vorhandensein Funktionsstörungen dieser Geräte und eine gestörte Datenakquisition zu erwarten waren. Die Patienten lagen während der Untersuchung mit über dem Kopf angewinkelten Armen in Rücklage auf der Gantry. Die Untersuchungsprotokolle umfassten native und mit gadoliniumhaltigen Kontrastmitteln durchgeführte T1-gewichtete Sequenzen in axialer und gegebenenfalls koronarer Schnittebene sowie native und mit superparamagnetischen Kontrastmitteln durchgeführte T2-gewichtete Sequenzen. Als Standardsequenzen wurden T1w-GE-

und T2w-Spin-Echosequenzen verwendet. Als Kontrastmittel kamen paramagnetische gadoliniumhaltige Substanzen (Magnevist® und Gagnevist®) zur Anwendung, die an einen Chelatbildner gebunden sind, da diese selbst hochtoxisch sind und somit nicht in den Intrazellularraum gelangen dürfen. Gadolinium-Verbindungen (Ga^{3+}) verkürzen die T1-Relaxationszeit und führen so zu einer Signalzunahme von Gadolinium anreichernden Raumforderungen in T1-gewichteten Untersuchungssequenzen. Die Diagnostik erfolgte in der parenchymatösen und portal-venösen Phase nach Kontrastmittelinjektion, weil erst in diesen Phasen ein Ausgleich der zeitlichen Perfusionsdifferenzen zwischen roter und weißer Pulpa zu erwarten war. Die Magnetresonanztomographie ermöglichte so eine überlagerungsfreie, multiplanare Darstellung der Milzarchitektur. Eine Gefäßdarstellung gelang auch ohne Kontrast-mittelgabe in der MR-Angiographie.

3.3.3.4 Nuklearmedizinische bildgebende Diagnostik

Die Durchführung der Positronen-Emissions-Tomographien erfolgte mit Geräten der zweiten und dritten Generation. Für die Untersuchungsvorbereitung des Patienten und die Untersuchungs-Scans galten die gleichen Voraussetzungen wie für die computertomographischen Untersuchungen.

Als Radionuklide kamen zum Einsatz:

- ^{18}F-Fluoro-Deoxy-Glucose

    Die intravenöse Injektion von radioaktiv markierter Glucose ermöglichte den Nachweis einer erhöhten (i. e. pathologischen) Glucoseanreicherung und -utilisation im Milzparenchym als Ausdruck eines lokalen Infektions- und/oder Entzündungsprozesses, abszedierenden Prozesses, eines malignen Grundleidens (v. a. von Hodgkin- und Non-Hodgkin-Lymphomen) und von Metastasen von Primärtumoren (v. a. von Colon-, Magen-, Pankreas- und Nierenzell-Karzinomen).

- ^{51}Chrom oder ^{99m}Tc-markierte, wärmealterierte Erythrozyten

    Hier wird die Fähigkeit des Monozyten-Makrophagen-Systems (MMS, RHS, RES) der roten Milzpulpa zur Phagozytose von überalterten, rigiden oder alterierten Erythrozyten genutzt, die in diesem Kompartiment bevorzugt abgebaut werden. Dadurch waren Aussagen über die Zellsequestrationsrate und die mediane Überlebenszeit der Erythrozyten möglich. So konnte man zum Beispiel bei kongenitaler hämolytischer Anämie eine verstärkte lienale Sequestration von Erythrozyten mit verkürzter Überlebenszeit feststellen.

- ^{99m}Tc-markierte Anti-Granulozyten-Antikörper
Durch radioaktiv markierte Antikörper gegen Epitope der Zellmembran von Granulozyten, die chemotaktisch in Regionen mit erhöhter Entzündungsaktivität migrieren, ließen sich Entzündungsprozesse in der Milz hochsensitiv nachweisen.
- ^{111}In-markierte Thrombozyten
Da beim M. *Werlhof* die mediane Plättchenüberlebenszeit durch ihren verstärkten Abbau in der Milz aufgrund von plättchenassoziierten, freien Auto-Antikörpern vom Typ IgG oft bis auf wenige Stunden verkürzt ist, ließ sich mittels radioaktiv markierter Thrombozyten deren Hauptabbauort bestimmen. Erfolgte die Produktion der Auto-Antikörper und der Abbau der markierten Thrombozyten überwiegend in der betroffenen Milz, konnte bei einem über einen Zeitraum von vier bis sechs Monaten therapierefraktären Verlauf oder bei Auftreten von schweren Blutungen die Indikation zu einer meist prognoseverbessernden Splenektomie gestellt werden.

3.4 Statistische Testverfahren, Validitätsparameter der untersuchten Bildgebungsverfahren [29, 30, 31, 47]

In diesem Abschnitt werden die Kriterien vorgestellt, mit denen die eingesetzten Diagnoseinstrumente in ihrer Güte/Qualität quantifiziert werden können. Die Erfüllung der oben genannten Hauptgütekriterien, die kritische Miteinbeziehung der Bias in die Beurteilung der Wertigkeiten der bildgebenden Verfahren und des Referenzstandards sowie die Möglichkeit zu deren Vermeidung durch ein adäquates Studiendesign stellen die Grundlage zur Bestimmung der prävalenzunabhängigen Validitätsparameter der untersuchten bildgebenden Verfahren dar.

Da das verwendete Patientenkollektiv in keiner histologischen Kategorie und Klasse normalverteilt war, fanden nur nicht-parametrische Tests Anwendung. Die Berechnung der Gütekriterien erfolgte nach dem X^2(Chi-Quadrat)-Test für unabhängige, qualitativ skalierte, dichotome Merkmale in Form von bedingten Wahrscheinlichkeiten.

Die Grundlage hierfür waren Kontingenztafeln (genauer: Vierfeldertafeln) mit folgendem Aufbau:

		Histologischer Befund		Gesamt
		Positiv [H+]	Negativ [H-]	
Befund aus Bildgebung	Positiv [B+]	richtig positiv a	falsch positiv b	a + b
	Negativ [B-]	falsch negativ c	richtig negativ d	c + d
	Gesamt	a + c	b + d	n = a + b + c + d

Kontingenztafel. *Potentielle Ergebnisse der Bildgebungsverfahren in der Detektion von Läsionen der Milz.*

Bei einer Stichprobenzahl n > 61 wurde X^2 (Chi-Quadrat) ohne eine *Yates*-Stetigkeitskorrektur berechnet, bei kleinen Stichproben mit n < 61 erfolgte dagegen eine Berechnung mit Yates-Stetigkeitskorrektur. Dieser Test ist allerdings nur dann exakt, wenn in allen vier Feldern eine absolute Fallzahl n > 4 vorliegt oder wenn in einem der vier Felder die absolute Fallzahl n < 4, in den drei anderen Feldern aber n > 10 ist. Bei kleinen Fallzahlen (n < 5) in mindestens einem Feld wurde der exakte Test nach *Fisher* angewandt. Zur Erfassung möglicher signifikanter Unterschiede zwischen dichotomen Mittelwerten der Detektions- und diagnostischen Ergebnisse von zwei bildgebenden Verfahren bezüglich identischer Milzaffektionen (i. e. Detektion erfolgt - Detektion nicht erfolgt, Artdiagnose korrekt - Artdiagnose nicht korrekt) kam der *McNemar*-Test für abhängige Stichproben zur Anwendung.

Ein statistischer Test war dann signifikant, wenn sich die Anzahl seiner Ergebnisse in dem vorher festgelegten Vertrauensbereich befanden. Je größer dieses Konfidenzintervall gewählt wurde, umso höher war zwar die Wahrscheinlichkeit dafür, dass der wahre Wert innerhalb dieses Intervalls lag, umso unschärfer wurde aber diese Annahme. Ein Konfidenzintervall beschreibt somit die Genauigkeit und Güte einer Aussage. Die Untersuchungsergebnisse wurden auf dem Signifikanzniveau $\alpha < 0,05$ validiert. Die wahren Messergebnisse liegen somit mit mindestens 95-prozentiger Wahrscheinlichkeit (1 - α) innerhalb des in eckigen Klammern [...;...] angegebenen Konfidenzintervalls. Statistische Signifikanz wurde ab einer Eintrittswahrscheinlichkeit für den Fehler 1. Art (= falsch positive Testergebnisse) von p < 0,05 angenommen. Die Ergebnisse waren hoch signifikant, wenn p < 0,01 war.

Die Quantifizierung der Qualität/Güte der bildgebenden Verfahren erfolgte mit Hilfe folgender Validitätsparameter:

1. Sensitivität (Se)

Definition: Bedingte Wahrscheinlichkeit eines positiven bildgebenden Befundes unter allen berücksichtigten, histologisch verifizierten Milzaffektionen.

$$Se = P(B^+/H^+) = \frac{a}{a+c}$$

Bildgebende Verfahren, die in der Routinediagnostik und in Screening-/Staginguntersuchungen eingesetzt werden, sollen möglichst alle tatsächlichen, das heißt, histologisch verifizierten Milzaffektionen, detektieren, also hoch sensitiv sein. Andererseits sollten diese eine möglichst hohe Differenzierungsfähigkeit von verschiedenen, in Frage kommenden Artdiagnosen besitzen und nicht (falsch) positiv reagieren, obwohl in den histologischen Gutachten keine Bestätigung der bildgebenden Diagnosen erfolgt. Eine positive Detektion von Milzaffektionen sollte also möglichst nur dann erfolgen, wenn tatsächlich auch solche Veränderungen des Milzparenchyms histologisch nachgewiesen werden.

2. Spezifität (Sp)

Definition: Bedingte Wahrscheinlichkeit eines negativen bildgebenden Befundes bei berücksichtigtem, histologisch unauffälligem Milzparenchym.

$$Sp = P(B^-/H^-) = \frac{d}{b+d}$$

Sie definiert die Treffsicherheit des diagnostischen Verfahrens, weil sich dadurch die Wahrscheinlichkeit für richtige Entscheidungen bezüglich unklarer Befunde über eine mögliche Manifestation einer Raumforderung im Milzparenchym und bezüglich einer Artdiagnostik der detektierten Milzaffektionen quantifizieren lässt (Milzaffektion im Parenchym vorhanden bzw. nicht vorhanden? Artdiagnose richtig bzw. falsch?). Die bildgebenden Verfahren sollten nämlich möglichst auf ganz bestimmte Milzläsionen reagieren und diese auch mit Hilfe dieser Modalitäten von den Untersuchern näher klassifiziert bzw. artdiagnostisch beurteilt werden können. Deshalb genügen brauchbare diagnostische Verfahren nur dann den Anforderungen bezüglich Detektion und Diagnostik von Raumforderungen der Milz, wenn sie neben einer hohen Sensitivität auch eine hohe Spezifität aufweisen. In praxi korrelieren Sensitivität und Spezifität allerdings oft negativ miteinander.

Die Sensitivität und Spezifität sind beide von der Prävalenz (A-priori-Wahrscheinlichkeit $p_{a-priori}$) unabhängig. Beide Parameter geben nur bedingte Wahrscheinlichkeiten wieder, sofern Milzläsionen auch tatsächlich vorhanden sind bzw. nicht vorhanden sind. Aussagen über die bedingte Wahrscheinlichkeit, dass auch tatsächlich eine Milzaffektion vorhanden ist bzw. nicht vorhanden ist, wenn die Diagnose des bildgebenden Befundes positiv bzw. negativ ausfällt, sind allerdings mit Hilfe dieser beiden Validitätsparameter nicht möglich. Deshalb werden neben der Sensitivität und Spezifität die Voraussagewerte für ein positives und negatives Testergebnis bestimmt. Mit beiden Ergebnissen können nun mit einer bestimmten (bedingten) Wahrscheinlichkeit Aussagen darüber getroffen werden, ob tatsächlich Milzaffektionen vorliegen oder nicht. Die dazu notwendige Berechnungsgrundlage liefert der Satz von *Bayes*. Mit dessen Hilfe können die Prädiktivwerte aus der Sensitivität und Spezifität der bildgebenden Verfahren bestimmt werden.

3. Positiver prädiktiver Wert (= A-posteriori-Wahrscheinlichkeit, PW+)
Definition: Bedingte Wahrscheinlichkeit für das Vorliegen einer Milzaffektion im histologischen Befund bei einem positiven bildgebenden Befund.

$$PW^+ = P(H^+/B^+) = \frac{a}{a+b}$$

Oder nach dem Satz von *Bayes*:

$$PW^+ = \frac{p_{a-priori} \cdot Se}{p_{a-priori} \cdot Se + (1 - p_{a-priori}) \cdot (1 - Sp)}$$

4. Negativer prädiktiver Wert (PW-)

Definition: Bedingte Wahrscheinlichkeit für das Nicht-Vorliegen einer Milzläsion im histologischen Befund bei einem negativen bildgebenden Befund.

$$PW^- = P(H^-/B^-) = \frac{d}{c+d}$$

Oder nach dem Satz von *Bayes*:

$$PW^- = \frac{(1 - p_{a-priori}) \cdot Sp}{(1 - p_{a-priori}) \cdot Sp + p_{a-priori} \cdot (1 - Se)}$$

Der negative Prädiktivwert sinkt mit zunehmender Prävalenz histopathologischer Veränderungen des Milzparenchyms in einem Risikokollektiv und steigt mit zunehmender Spezifität.

5. Likelihood-Ratio des positiven Testergebnisses (LR$^+$)

Definition: Verhältnis der bedingten Wahrscheinlichkeit für einen positiven bildgebenden Befund unter den histologisch verifizierten Milzaffektionen zur bedingten Wahrscheinlichkeit für einen positiven bildgebenden Befund unter den histologisch nicht verifizierten Milzläsionen.

$$LR^+ = \frac{P(B^+/H^+)}{1 - P(B^-/H^-)} = \frac{Se}{1 - Sp} = \frac{\frac{a}{a+c}}{1 - \frac{d}{b+d}}$$

6. Likelihood-Ratio des negativen Testergebnisses (LR$^-$)

Definition: Verhältnis der bedingten Wahrscheinlichkeit für einen negativen bildgebenden Befund unter den histologisch nicht nachgewiesenen Milzaffektionen zur bedingten Wahrscheinlichkeit für einen negativen bildgebenden Befund unter den histologisch nachgewiesenen Milzaffektionen.

$$LR^- = \frac{1 - P(B^+/H^+)}{P(B^-/H^-)} = \frac{1 - Se}{Sp} = \frac{1 - \frac{a}{a+c}}{\frac{d}{b+d}}$$

Durch die Berechnung von LR^+ und LR^- lässt sich ein allgemeiner Bewertungsmodus für die Qualität der bildgebenden Diagnostik von Milzraumforderungen ableiten:

Qualität des bildgebenden Verfahrens	LR^+	LR^-
Akzeptables bildgebendes Verfahren	> 3	< 0,3
Exzellentes bildgebendes Verfahren	> 10	< 0,1

Eine Berechnung von Likelihood-Ratios ermöglicht einen Vergleich der eingesetzten konkurrierenden diagnostischen Verfahren hinsichtlich ihrer Qualität/Güte und damit ihres bevorzugten Einsatzes zur Abklärung ganz bestimmter Milzpathologien. Die Bestimmung von LR^+ und LR^- erbringt den Vorteil, dass sich diese Qualität mit einer einzigen Maßzahl beschreiben lässt. Die LR lassen nämlich Aussagen darüber zu, wie stark sich die Wahrscheinlichkeit für oder gegen das Vorliegen einer Milzläsion nach Durchführung der bildgebenden Untersuchungen ändert. Je höher die LR ist, desto größer ist der Unterschied zwischen der Vor- und Nachtestwahrscheinlichkeit.

3.5 Potentielle Verzerrfaktoren der Studie (Bias) [23, 24, 28, 31]

Der Abschnitt gibt Auskunft darüber, welche Verzerrfaktoren (Bias) Einfluss auf die Qualität der diagnostischen Studie nehmen können. Die Qualität jeder klinischen Studie hängt von Faktoren ab, die die Hauptgütekriterien der Objektivität, Reliabilität und Validität beeinflussen und somit in der vorliegenden Studie die Grenzen der Detektions- und Diagnoseleistungen der untersuchten bildgebenden Verfahren für fokale und diffuse Milzläsionen festlegten.

Als Verzerrfaktoren (Bias) kommen in Frage:
- Informationsbias

Definition: Nicht alle Untersuchungsergebnisse sind valide, weil der Referenzstandard nicht unabhängig und verblindet eingesetzt wird.

Eine Verzerrung der Testergebnisse konnte vermieden werden durch Verwendung eines unabhängigen und verblindeten Goldstandards, dessen Ergebnisse mit den bildgebenden Befunden verglichen wurden. Im vorliegenden Fall waren dies die histopathologischen Gutachten durch erfahrene Pathologen.

- Einbeziehungsbias

  Definition: Die Ergebnisse des Referenzstandards und der Bildgebung können durch präexistente klinische und bildgebende Informationen beeinflusst werden. Die klinischen Informationen über mögliche oder bekannte Milzaffektionen, die bei der Erstellung der bildgebenden Befunde bereits im Vorfeld vorhanden waren, durften keinen Einfluss auf die Diagnosen des Goldstandards haben. Die Vermeidung dieser Bias wurde nur partiell erfüllt, da zum Teil klinische Angaben über Verdachtsmomente bezüglich Milzaffektionen oder über Diagnosen von Milzraumforderungen bekannt waren und die Grundlage für die Indikationsstellung zur Splenektomie oder Probebiopsie darstellten. Eine Vermeidung der Einbeziehungsbias erfolgte nur bei notfallmäßig durchgeführten Splenektomien, weil hier meist keine Informationen über das Vorliegen einer Milzveränderung vorhanden waren. Die Erstellung aller anderen histologischen Gutachten bedurfte stets einer rechtfertigenden Indikation. Somit waren den Pathologen auch meist die Gründe für die Indikationsstellung zur Splenektomie oder Probebiopsie bekannt. Dabei war aber davon auszugehen, dass erfahrene Pathologen die Ergebnisse der bildgebenden Befunde zwar in ihren differenzialdiagnostischen Entscheidungsprozess mit einfließen ließen, diese aber nicht die Grundlage der histopathologischen Diagnostik darstellten, die auf der histopathologischen Expertise des Gutachters beruhte.

- Verifikations-/Work-up-Bias

  Definition: Verzerrung der Ergebnisse des Referenzstandards durch unterschiedliche diagnostische Methoden und Standards.

  Die Anwendung des Goldstandards musste bei allen Patienten, bei denen mit bildgebenden Verfahren Milzaffektionen detektiert und diagnostiziert wurden, unter gleichen Beobachtungsbedingungen erfolgen. Die Vermeidung dieser Bias wurde erfüllt, da die histologische Verifizierung sowohl von positiven als auch von negativen bildgebenden Befunden unter den gleichen Voraussetzungen mit standardisierten (immun-) histologischen/-chemischen, zytologischen und molekularbiologischen/-genetischen Methoden erfolgte.

- Übertragungsbias

  Definition: Das verwendete Patientenkollektiv soll in der demographischen Zusammensetzung dem potentiellen Patientenspektrum entsprechen und damit eine repräsentative Stichprobe der Grundgesamtheit darstellen.

  Eine Vermeidung dieser Bias war wohl möglich durch eine ausreichend hohe Fallzahl des gesamten untersuchten Patientenkollektivs, das weder in seiner quantitativen noch qualitativen Zusammensetzung im Sinne einer Vorselektion beeinflusst wurde. So können die gewonnenen Erkenntnisse aus der Untersuchung des verwendeten Patientenkollektivs mit Hilfe der bildgebenden Verfahren nur bedingt auf eine zukünftige, konkrete Anwendungssituation übertragen werden.

- Selektions-Bias

  Definition: Studienverzerrung durch Selektion der für die erwarteten Ergebnisse notwendigen Daten.

  Die Vermeidung dieser Bias wurde erfüllt, weil das Auswahlkriterium für die Erfassung von bildgebenden Befunden zumeist nicht die Diagnostik von potentiellen Milzaffektionen darstellte, sondern die Abklärung der Parenchymstruktur der Milz im Rahmen primär extralienaler Symptomkomplexe, insbesondere Raumforderungen der Leber, mittels diagnostischer Verfahren, die ab dem Cut-Off-Zeitpunkt durchgeführt wurden. Der Großteil der durch bildgebende Verfahren im Rahmen eines Oberbauchstatus detektierten fokalen Milzpathologien stellte inzidentelle Raumforderungen dar.

- Reproduktivität der Ergebnisse der bildgebenden Befunde

  Definition: Die diagnostischen Rahmenbedingungen zur Durchführung einer Studie sollen eindeutig festgelegt sein und nach allgemein anerkannten Standards erfolgen, sodass eine exakte Reproduktion der Ergebnisse möglich ist.

  Die histologischen und auch bildgebenden Untersuchungsbedingungen waren standardisiert und zum Teil evidenzbasiert durchgeführt worden. So existierten für sonographische Unteruchungen der Abdominalregion im Allgemeinen und für die Milzsonographie im Speziellen definierte Rahmenbedingungen. Für computertomographische, magnetresonanztomographische und nuklearmedizinische Untersuchungen wurden standardisierte Untersuchungsprotokolle angefertigt.

Trotzdem war die Forderung nach einer exakten Reproduktion der Ergebnisse aus den bildgebenden Untersuchungen in der Praxis nicht vollständig zu erfüllen, weil die Primärbefundung und die gegebenenfalls im Verlauf sukzessive/additiv durchgeführten Untersuchungen pro bildgebender Modalität nicht von einem einzigen, sondern von verschiedenen Ärzten mit unterschiedlicher Expertise erfolgten. Die Qualität der Bildbefundung hing aber wesentlich von der Erfahrung der Untersucher und den Untersuchungsbedingungen ab, die nicht immer vergleichbare und reproduzierbare Ergebnisse gewährleisteten. Die Genauigkeit der Erfassung der Milzveränderungen pro Untersucher und kontrollierbare, standardisierte Untersuchungsgänge spielen für die Berechnung der Validitätsparameter eine entscheidende Rolle.

3.6 Patientenkollektiv

3.6.1 Demographische Daten

In den Jahren von 1996 bis einschließlich 2003 wurden an der Universitätsklinik Regenburg 365 splenektomiert. Bei 14 Patienten erfolgte eine Ultraschall- oder CT-gesteuerten Biopsie des Milzparenchyms infolge inkonkordanter oder unklarer bildgebender Befunde über fokale Veränderungen der physiologischen Parenchymstruktur. Das kumulierte Durchschnittsalter aller Patienten betrug 58,2 Jahre (Range: 19 - 82 Jahre). Patienten mit pathologischer Milzveränderung hatten ein kumuliertes Durchschnittsalter von 57,7 Jahren. Patienten mit fokalem und diffusem Befallsmuster waren im Durchschnitt 59,3 Jahre alt (Median: 61 Jahre, Range: 19 - 82 Jahre).

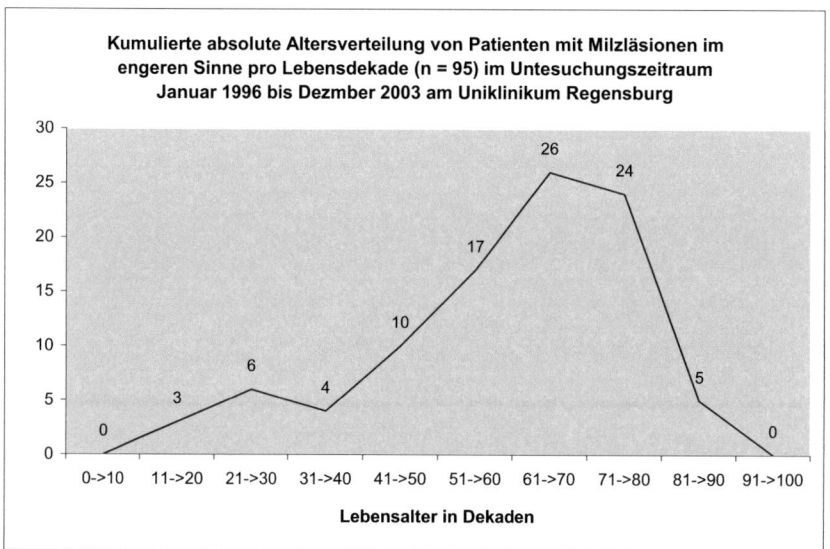

Graphik 3.1

Bei Patienten mit echten Läsionen des Milzparenchyms lag das Durchschnittsalter bei 54,4 Jahren (Median: 57,3 Jahre, Range: 19 - 86 Jahre) und somit um 3,2 Jahre unter dem arithmetischen Mittelwert des Alters der Patienten mit Milzaffektionen im engeren Sinne. Milzaffektionen im engeren Sinne wiesen somit sowohl im relativen als auch absoluten Maximum eine um ein Jahrzehnt frühere Manifestation im Milzparenchym auf als Milzaffektionen im weiteren Sinne. Das Auftreten von Milzveränderungen i. w. S. war im vierten Lebensjahrzehnt und in der achten Lebensdekade am wahrscheinlichsten.

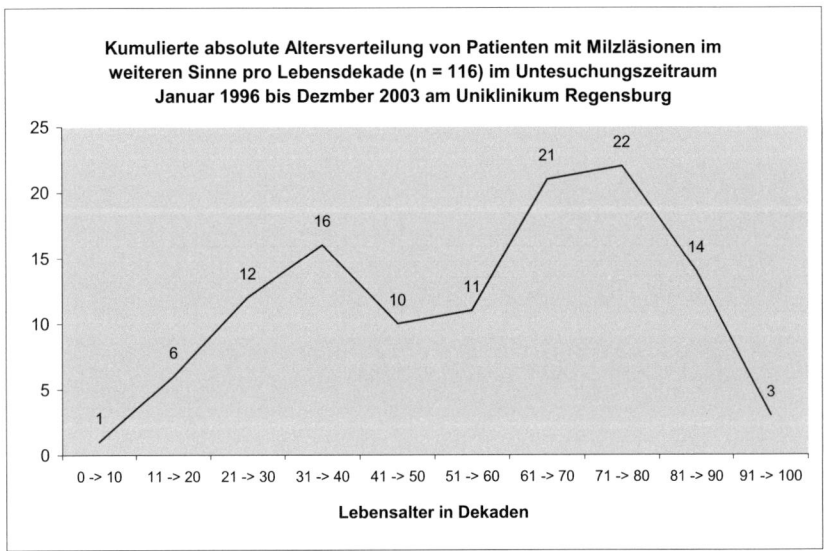

Graphik 3.2

Milzläsionen schienen keine Bevorzugung eines Geschlechts aufzuweisen. In keiner histologischen Kategorie war ein Geschlechterteil signifikant überrepräsentiert. Der männliche relative Anteil an allen splenektomierten und probebiopsierten Patienten betrug 55,7 % (n = 211), der weibliche relative Anteil entsprechend 44,3 % (n = 168). Nur bei Milzläsionen traten Einblutungen in das Parenchym signifikant (p < 0,05) häufiger bei Männern auf. Als häufigste Ursache kamen Verkehrsunfällen in Frage.

Die Datenanalyse zeigt tendenziell, dass in jeder histologischen Kategorie die meisten Milzaffektionen innerhalb der sechsten bis achten Lebensdekade auftraten. Bei jüngeren Patienten (Ausnahme: Läsionen des Milzparenchyms) traten Milzveränderungen im Vergleich zum Patientenkollektiv > 50. Lebensjahr seltener auf. In der Altersgruppe der unter 40-Jährigen war das Auftreten von Milzhämatomen am häufigsten mit Verkehrsunfällen assoziiert, bei älteren Patienten war eher an eine systemische maligne Grunderkrankung zu denken, bei der es sekundär zu einer Milzeinblutung und Nekrosen kommen konnte.

3.6.2 Prüfung auf Normalverteilung [29]

Eine Prüfung auf Normalverteilung erfolgt mit Hilfe des X^2-Anpassungstests oder wie in der vorliegenden Arbeit mit Hilfe eines sog. Wahrscheinlichkeitspapieres. Dabei handelt es sich um ein mathematisches Papier mit einem Koordinatennetz, das auf der Abszisse linear und auf der Ordinate nach der integrierten Normalverteilungsfunktion skaliert ist. Ist die Zufallsgröße normalverteilt, liegen die Werte der integrierten Normalverteilungsfunktion für die Zufallsvariablen der Zufallsgröße auf einer Geraden. Eine Überprüfung auf normalverteilte Altersverteilungskurven konnte nur bei Patienten mit Milzaffektion im weiteren Sinne und bei Patienten ohne Milzaffektionen erfolgen, weil nur in diesen Kategorien die Voraussetzungen dazu vorlagen:

- Die Zufallsvariablen der Zufallsgröße wiesen alle die gleiche Eintrittswahrscheinlichkeit p auf.
- Der Stichprobenumfang von insgesamt n = 116/168 Personen war ausreichend hoch.
- Im Longrun liegen 95 % der Altersdaten der Patienten im 0,95-Quantil (Erwartungswert μ +/- zwei Standardabweichungen σ), sodass eine zufällige Stichprobe aus der Bevölkerung im Einzugsgebiet der Universitätsklinik vorliegt. Die beiden histologischen Kategorien stellen demnach eine repräsentative Stichprobe der Bevölkerung im Einzugsgebiet der Universitätsklinik Regensburg dar.

Allerdings führte die Auswertung der Rohdaten mit Hilfe des Wahrscheinlichkeitspapieres in keiner histologischen Kategorie zu einer Ausgleichsgeraden. Demzufolge lagen auch in keiner Kategorie normalverteilte Altersverteilungen vor. Ein Vergleich der Altersverteilungskurven mit der normalverteilten *Gauß'schen* (Glocken-)Kurve lieferte folgende Ergebnisse:

- Der Altersverteilungsgraph weist bei Patienten mit Milzalterationen im weiteren Sinne einen zweigipfligen, symmetrischen Verlauf mit einem relativen Maximum in der vierten und achten Lebensdekade auf.
- Die Alterskurve von Patienten ohne Milzaffektionen besitzt einen asymmetrischen Verlauf links und rechts des absoluten Maximums in der siebten Lebensdekade.
- Bei Patienten mit Milzläsionen im engeren Sinne verläuft der Graph asymmetrisch um das absolute Maximum in der siebten Lebensdekade.

- Der Kurvenverlauf von Patienten mit fokalen Milzläsionen war in erster Näherung symmetrisch. Die Zufallsvariablen innerhalb der Grenzen der Standardabweichungen waren aber asymmetrisch um den Erwartungswert μ verteilt.
- Bei Patienten mit diffusen Milzläsionen lag eine asymmetrische Verteilung um das absolute Maximum in der achten Lebensdekade vor.

Der retrospektiven Studie liegt zudem kein zufällig ausgewähltes und randomisiertes Patientenkollektiv zugrunde. Somit entspricht das untersuchte Patientengut auch keiner repräsentativen, stochastisch unabhängigen Stichprobe der Gesamtpopulation des Einzugsgebietes der Universitätsklinik Regensburg. Die erhaltenen Ergebnisse aus den bildgebenden Untersuchungen lassen sich demnach nicht ohne weiteres auf diese Gesamtpopulation übertragen.

4 Ergebnisse
4.1 Ergebnisse aus histologischen Gutachten
4.1.1 Überblick

In diese klinische Studie wurden retrospektiv die klinischen und bildmorphologischen Daten von 379 Patienten einbezogen, bei denen im Zeitraum von Januar 1996 bis Dezember 2003 an der Universitätsklinik Regensburg eine radikale oder partielle Splenektomie oder eine Probeexzision des Milzparenchyms durchgeführt wurde. Die Durchführung der Splenektomien und Probebiopsien erfolgte dabei an verschiedenen Kliniken, unter anderem an der Klinik für Chirurgie und Innere Medizin I. Die sich daran anschließende histopathologische Begutachtung fand ausschließlich am Institut für Pathologie der Universitätsklinik Regensburg statt. Die retrospektive Analyse der makroskopischen und histologischen Gutachten ergab folgende Ergebnisse:

- Histologische Befunde mit Milzaffektionen im engeren Sinne oder (echte) Läsionen (Milzaffektionen im weiteren Sinne), die als fokale oder diffus-noduläre Veränderungen mit oder ohne (partielle oder totale) Kapselruptur bzw. -lazeration im Milzparenchym auftraten. Fokale Milzveränderungen waren entweder solitär (= unifokale Milzläsionen) oder multipel (= multifokale Milz-läsionen, d. h. mindestens zwei Herde) anzutreffen. Diffuse Milzalterationen wurden nur histologisch als pathologische Durchsetzung (= Infiltration) des gesamten Milzparenchyms oder von Teilen davon (sog. „bulky-formations") beschrieben. Eine Ausnahme bildeten diffus-noduläre Infiltrate. Diese wiesen vom angrenzenden, nicht pathologisch alterierten Milzparenchym abgrenzbare, fokale Nodi bzw. Noduli mit raumfordernder Wirkung und/oder Kapseldestruktion auf. Läsionen der Milz im Sinne einer Destruktion des Milzparenchyms mit oder ohne Kapselbeteiligung traten histologisch als subkapsuläre oder intrasplenische Hämatome und Infarkte in Erscheinung. Die Manifestation im Milzparenchym erfolgte auch hier unifokal, multifokal oder diffus.
- Histologische Befunde ohne Milzaffektionen, bei denen weder fokale noch diffuse Veränderungen der Parenchymstruktur nachgewiesen wurden. Die vorausgegangenen bildgebenden Befunde lieferten entweder falsch-positive Diagnosen oder eine Übereinstimmung mit den korrespondierenden histologischen Gutachten im Sinne einer richtig-negativen Diagnose.

Eine Zusammenfassung der histologischen Kategorisierung von Milzaffektionen zeigt das folgende Organigramm:

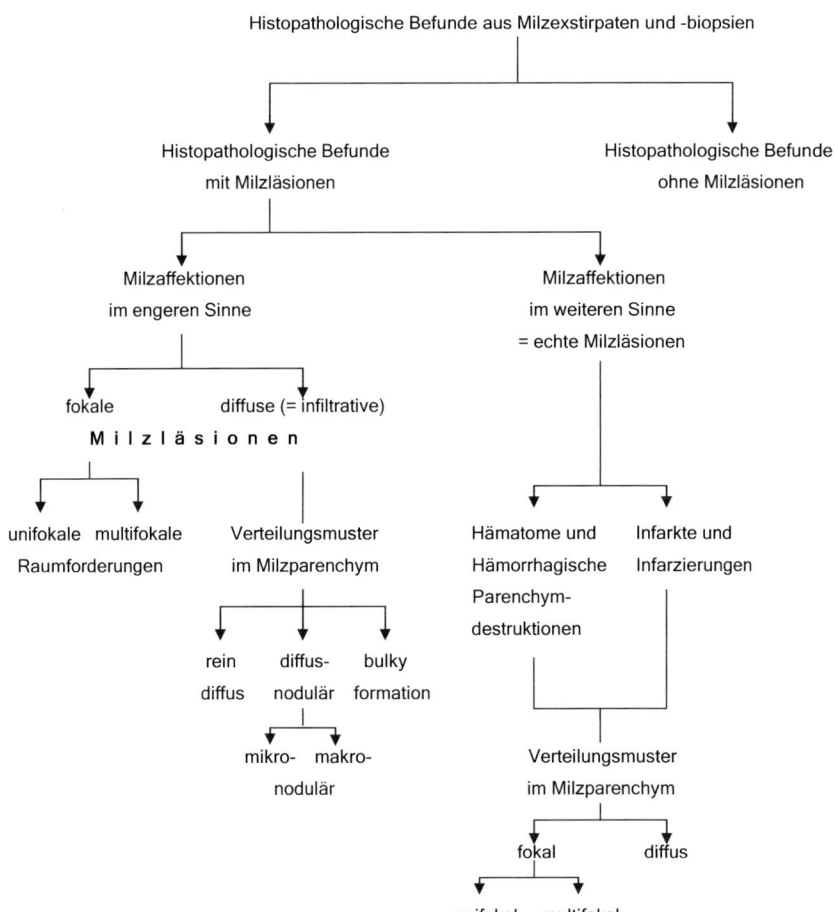

4.1.2 Histologische Kategorien, Klassen und Subklassen

4.1.2.1 Indikationen zur Splenektomie und Probebiopsie des Milzparenchyms

96 % (365/379) aller erhobenen histologischen Befunde gingen radikale oder partielle Milzexstirpationen voraus. Zusätzlich wurden 14 (4 % aller histologischen Befunde) Probebiopsien des Milzparenchyms unter sonographischer oder computertomographischer Kontrolle durchgeführt. Die histologische Diagnosesicherung von fokalen Raumforderungen der Milz erfolgte zu 94,2 % (49/52) an Splenektomiepräparaten und zu 5,8 % (3/52) mit Hilfe des Materials aus Probebiopsien. Der histologischen Diagnosesicherung von diffusen Milzinfiltrationen gingen in 97,7 % (42/43) der Fälle Milzexstirpationen voraus. 96 % (91/95) aller histologischen Diagnosen von Milzaffektionen i. e. S. wurden damit an Präparaten nach radikaler oder partieller Splenektomie gestellt, 4 % (4/95) der Diagnosen erfolgten anhand des Materials aus Probebiopsien des Milzparenchyms.

Die Biopsierate von Milzen mit histologisch gesicherten Milzläsionen im weiteren Sinne betrug 3,5 % (4/116) von allen histologisch nachgewiesenen Milzläsionen. 96,5 % (112/116) aller histologischen Diagnosen mit einer echten Milzläsion wurden nach radikaler oder partieller Splenektomie gestellt. Eine Probebiopsie erfolgte bei Verdacht auf einen Milzinfarkt, drei Biopsien wurden zur Abklärung von Milzhämatomen durchgeführt. Sechs von 168 histologischen Präparaten ohne nachweisbare Milzveränderung gingen Probebiopsien voraus (3,6 % aller Präparate ohne Milzaffektionen). Bei den restlichen 162 Präparaten (96,4 % aller Präparate ohne Milzläsionen) erfolgte im Vorfeld eine radikale oder partielle Milzentfernung.

Traumatische (stumpfe oder spitze Gewalteinwirkung, Polytraumata) und iatrogene Läsionen (z. B. im Rahmen der Resektion eines Karzinoms am Colon transversum oder Colon descendens/sigmoideum aufgrund Adhäsionen der Milzkapsel am Lig. splenocolicum und am Colon transversum/descendens, instrumentelle oder manuelle Verletzungen der Milz während der Resektion des Tumorgewebes) oder spontane Rupturen des Milzparenchyms mit Kapselruptur und konsekutiver Einblutung in die Bauchhöhle (z. B. bei Mononucleosis infectiosa) stellten eine absolute Notfallindikation zur Durchführung einer radikalen oder partiellen Splenektomie dar. Eine relative Indikation bestand bei nachgewiesener primärer oder sekundärer (symptomatischer) Raumforderung, bei lienaler Hämolyse (z. B. bei hereditärer Sphärozytose), bei therapierefraktärem M. *Werlhof*, bei Hodgkin- und Non-Hodgkin-Lymphomen (bei M. Hodgkin zum Teil als explorative Staginglaparotomien durchgeführt), bei schwerer Verlaufsform myeloproliferativer Erkrankungen (v. a. bei chronisch idiopatischer Myelofibrose), bei Hypersplenismus mit Mono-, Bi- oder Panzytopenie sowie bei symptomatischer Splenomegalie.

Zahlreiche Milzexstirpationen wurden bei Eingiffen an Organen und Strukturen des Abdomens durchgeführt, weil entweder die Möglichkeit einer Mitbeteiligung der Milz im Rahmen einer malignen, benignen oder systemischen Grunderkrankung bestand oder die intraoperativen Maßnahmen eine Milzentfernung erforderlich machten. 77,7 % (n = 77) davon erfolgten im Rahmen einer erweiterten Operation bei bekannter Grunderkrankung. 97,4 % (n = 75) all dieser Splenektomien wurden präventiv durchgeführt, um eine zukünftige mögliche Milzbeteiligung mit daraus sich ergebenden negativen therapeutischen und prognostischen Konsequenzen zu unterbinden. Davon erfolgten 58,7 % (n = 44) im Rahmen der Resektion eines Magen-Karzinoms sowie 20 % (n = 15) bei der Resektion eines Pankreas-Karzinoms bzw. einer Pankreasraumforderung. Sieben (9,3 %) bzw. acht (10,7 %) Splenektomien erfolgten im Rahmen der Entfernung eines Nierenzell-Karzinoms der linken Niere und eines Colon-/Rectum-Karzinoms. 1 Splenektomie (1,3 %) war aus unbekannter Ursache bei der Resektion eines retroperitonealen Liposarkoms erforderlich. Zwei Splenektomien (2,6 %) wurden bei bekannter benigner Grunderkrankung durchgeführt. Jeweils eine Splenektomie (1,3 %) erfolgte im Rahmen der Resektion eines Aneurysmas der A. lienalis und einer Leberteilresektion bei bekanntem *Caroli*-Syndrom. Eine länger als sechs Monate unter Glucokortikosteroid-Therapie andauernde, refraktäre idiopathische Thrombozytopenie mit erhöhter Zellsequestration und Pooling von Thrombo- und Erythrozyten in der Milz führte in 46 Fällen zur Durchführung der radikalen Splenektomie.

Die mit Abstand häufigste Indikation zu einer radikalen Splenektomie in der Altersgruppe der über 60-Jährigen (n = 87) bestand mit 63,2 % (n = 55) in einer erweiterten Operation bei bekanntem Malignom mit potentieller Milzbeteiligung. Davon wiederum erfolgten 60 % (n = 33) im Rahmen der Resektion eines Magen-Karzinoms. Dies entsprach 75 % aller Magen-Karzinome von Patienten ohne Milzaffektionen (n = 44), die in dieser Altersgruppe auftraten. Magen-Karzinome stellten damit an der Universitätsklinik Regensburg die häufigste Indikation zur Durchführung einer radikalen Splenektomie bei präexistentem Malignom mit potentieller Milzbeteiligung in dieser Altersgruppe dar.

4.1.2.2 Histologische Kategorien

95 histologische Präparate (45,1 % aller Präparate mit Milzaffektionen, 25,1 % aller Präparate nach Splenektomie und Biopsie) wiesen (uni-/multi-) fokale und diffuse Veränderungen des Milzparenchyms auf. In 116 Splenektomie- und Biopsiepräparaten fanden sich Läsionen des Milzparenchyms in Form einer hämorrhagischen Parenchymdestruktion durch subkapsuläre und intrasplenische Hämatome sowie in Form von Infarkten. In der Regel traten diese Läsionen mit einer partiellen oder vollständigen Kapselruptur bzw. -lazeration auf. Die häufigsten in dieser retrospektiven klinischen Studie nachgewiesenen primären Milzprozesse waren Hämangiome, Zysten und Abszesse. Von den primär extralienalen Erkrankungen führten vor allem Non-Hodgkin-Lymphome der B-Zell-Reihe und proliferative Erkrankungen der Myelopoese zu einer sekundären Beteiligung des Milzparenchyms.

Insgesamt war 52 Mal ein histologisch fokaler Befall nachweisbar. Davon waren 37 Milzläsionen unifokale Raumforderungen und 15 multifokale Affektionen des Milzparenchyms. 43 Mal zeigte sich ein diffuser Milzbefall. Der arithmetische Mittelwert des Durchmessers der Herde betrug 2,2 cm. Hämorrhagische Parenchymdestruktionen bzw. Hämatome traten im Milzparenchym entweder als fokale oder diffuse bzw. globale Läsionen der Parenchymarchitektur mit konsekutiver lokaler oder globaler Einschränkung der physiologischen Funktion der weißen und roten Milzpulpa auf. In 116 Fällen wurden diese Parenchymveränderungen histologisch beschrieben. 105 Läsionen (90,5 % aller Präparate mit echten Läsionen des Milzparenchyms) wiesen eine fokale oder diffuse hämorrhagische Destruktion des Parenchyms auf. Elf Läsionen (9,5 % aller Präparate mit echten Läsionen des Milzparenchyms) schlugen sich in Form eines lokalen oder globalen Infarktes im Milzparenchym nieder.

Zu 168 Exstirpaten und Biopsien (44,3 % aller gewonnenen Präparate nach erfolgreicher Splenektomie und Biopsie des Milzparenchyms) ließen sich histologisch weder fokale noch diffuse Milzaffektionen nachweisen. Im Hinblick auf eine vollständige Erfassung aller relevanten Daten der analysierten histologischen Präparate und der daraus resultierenden Möglichkeit zur Berechnung der Validitätsparameter (Spezifität, Prädiktionswert des negativen Testergebnisses, Likelihood-Ratio des negativen Testergebnisses) wurde diese histologische Kategorie notwendigerweise mit berücksichtigt.

Der M. *Werlhof* (idiopathische thrombozytopenische Purpura), der als Autoimmunerkrankung der Thrombopoese häufig therapierefraktär verläuft und sich in solchen Fällen meist nur durch eine Splenektomie adäquat therapieren lässt, wurde als eigenständiges Krankheitsbild in die histologische Kategorie der Präparate ohne Milzaffektionen mit eingegliedert, da diese Erkrankung ausschließlich histologisch nachweisbare, rein diffuse Veränderungen des Milzparenchyms aufwies und somit von keinem bildgebenden Verfahren eine gezielte Detektion und Diagnostik erfolgte.

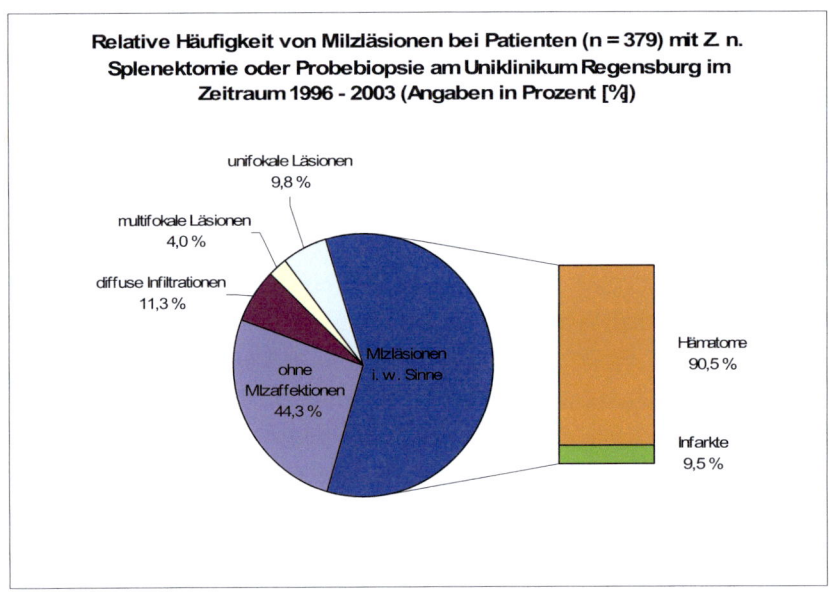

Graphik 4.1

4.1.2.3 Histologische Klassen und Subklassen
4.1.2.3.1 Milzaffektionen im engeren Sinne
4.1.2.3.1.1 Unifokale Raumforderungen

37 Histopathologien traten als solitärer Herd im Milzparenchym in Erscheinung (relativer Anteil an allen unifokalen Milzläsionen in Prozent in Klammern):

Histopathologische Klasse	Histopathologische Subklasse	Lokalisation
Benigne Milzherde (86,5 %)		
13 Hämangiome (35,2 %)	<ul><li>9 kavernöse Hämangiome</li><li>1 zystisch-kavernöses Hämangiom</li><li>1 zystisches Hämangiom</li><li>1 kapilläres Hämangiom</li><li>1 gemischt arteriell-kapilläres Hämangiom</li></ul>	13 intraparenchymatös
11 Zysten (29,7 %)	<ul><li>6 echte/dysontogenetische (epithelialisierte) Zysten</li></ul>	5 subkapsulär 1 intraparenchymatös
	<ul><li>3 regressiv veränderte Zysten</li><li>2 (nicht epithelialisierte) Pseudozysten</li></ul>	2 intraparenchymatös 3 ohne Lokalisationsangabe
5 Abszesse (13,5 %)	<ul><li>4 Abszesse in Organisation</li><li>1 septico-pyämischer Abszess</li></ul>	5 intraparenchymatös
1 Hamartom (Splenom) (2,7%)	noduläre Hyperplasie	subkapsulär
1 Lymphangiom (2,7 %)	--	subkapsulär
1 Dystropher Verkalkungsherd (2,7 %)	narbig abgeheilte Läsion	intraparenchymatös
Maligne Milzherde (13,5 %)		
4 Metastasen (10,8 %)	jeweils eine Metastase eines<ul><li>Adeno-Karzinoms der Mamma</li><li>Adeno-Karzinoms des Colons</li><li>Siegelringzell-Karzinoms des Magens</li><li>Nierenzell-Karzinoms</li></ul>	4 subkapsulär
1 Hämangiosarkom (2,7 %)	--	subkapsulär

Tabelle 4.1 *Histopathologien von unifokalen Milzläsionen.*

86,5 % aller unifokalen Milzveränderungen waren benigner, 13,5 % maligner Genese. Hämangiome waren die am häufigsten histologisch nachweisbaren Raumforderungen. Gemeinsam mit Zysten und Abszessen stellte diese mit knapp drei Viertel (78,4 %, n = 29) aller unifokalen Milzläsionen die größte Gruppe in dieser histologischen Kategorie dar. Von 34 unifokalen Milzaffektionen, bei denen die Lokalisation im Milzparenchym eruiert werden konnte, wiesen 35,3 % (n = 12) eine subkapsuläre Lage auf, während 64,7 % (n = 22) ohne Bezug zur Milzkapsel intraparenchymatös auftraten.

4.1.2.3.1.2 Multifokale Raumforderungen

15 Milzpräparate wiesen mindestens zwei abgrenzbare Herde auf (relativer Anteil an allen multifokalen Milzläsionen in Prozent in Klammern):

Histopathologische Klasse	Histopathologische Subklasse	Lokalisation
Benigne Milzherde (86,7 %)		
2 Multifokale Zysten (13,3 %)	2 echte/dysontogenetische (epithelialisierte) Zysten	2 intraparenchymatös
2 Multiple Granulome einer Sarkoidose (13,3 %)	--	2 intraparenchymatös
2 Multifokale Abszesse (13,3 %)	• 1 Abszess in Organisation • 1 septico-pyämischer Abszess	2 intraparenchymatös
2 Multifokale noduläre Indurationen des Parenchyms (13,3 %)	mit regressiven Verkalkungen	2 intraparenchymatös
1 Amyloidose (6,7 %)	vaskulär akzentuiert	intraparenchymatös
1 Multifokale noduläre eosinophile Granulome (6,7 %)	--	subkapsulär
1 Multiple Gamna-Gandy-Körperchen (6,7 %)	mit regressiven Veränderungen bei bek. Hämosiderose	intraparenchymatös
1 Multizystische Lymphangiektasien (6,7 %)	--	subkapsulär
1 Kavernöse Hämangiomatose (6,7 %)	--	intraparenchymatös

Maligne Milzherde (13,3 %)		

2 Metastasen (13,3 %)	jeweils multiple Metastasen eines
	▪ embryonalen Karzinoms
	  (Dottersack-Tumor
	  = Yolk-Sack-Tumor)
	▪ multifokal-nodulären B-Zell-
	  Lymphoms
		2 intraparenchymatös

Tabelle 4.2 *Histopathologien von multifokalen Milzläsionen.*

86,7 % aller multifokalen Milzaffektionen traten als benigne, 13,3 % als maligne Herde im Milzparenchym auf. Abszesse und Zysten hatten in dieser histologischen Kategorie einen relativen Anteil von 26,7 %. Von 15 multifokalen Raumforderungen, bei denen die Lokalisation im Milzparenchym eruiert werden konnte, wiesen 13,3 % (n = 2) eine subkapsuläre Lage auf, 86,7 % (n = 13) manifestierten sich im Milzparenchym ohne Bezug zur Milzkapsel intraparenchymatös.

4.1.2.3.1.3 Diffuse Infiltrationen

43 Milzpräparate wiesen diffus verteilte Läsionen auf (relativer Anteil an allen diffusen Milzinfiltrationen in Prozent in Klammern):

Histopathologische Klasse	Histopathologische Subklasse
Benigne Milzinfiltrationen (4,7 %)	
1 Infektiöse Mononucleose (M. *Pfeiffer*) (2,3 %)	--
1 Diffus-noduläre Indurationen des Parenchyms (2,3 %)	mit regressiven Verkalkungen
Maligne Milzinfiltrationen (95,3 %)	
29 Non-Hodgkin-Lymphome vom B-Zell-Typ (67,5 %)	→ Klinische Klassifikation ▪ 8 Großzellige NHL ▪ 4 Immunozytome (M. *Waldenström*) ▪ 4 Chronisch lymphatische Leukämien (CLL) ▪ 3 Haarzell-Leukämien ▪ 2 Mantelzell-Lymphome → Kieler Klassifikation ▪ 2 Zentroblastische NHL ▪ 1 Zentroblastisch-zentrozytisches NHL → 5 Unklassifizierte Typen
6 Myeloproliferative Syndrome (14,0 %)	▪ 4 Chronisch myeloische Leukämien (CML) ▪ 1 Chronisch myelo-monozytäre Leukämie (CMML) ▪ 1 Polyzythämia rubra vera

3 Leukosen (7,0 %)	• 1 Myelohistiozytäre Leukämie • 1 Eosinophile Leukämie • 1 Granulozytäre Leukämie
2 Non-Hodgkin-Lymphome vom T-Zell-Typ (4,6 %)	2 Unklassifizierte Typen
1 Hodgkin-Lymphom (M. Hodgkin, Lymphogranulomatose Hodgkin) (2,3 %)	→ WHO/REAL-Klassifikation: Lymphozytenarmer Typ

Tabelle 4.3 *Histopathologien von diffusen Milzläsionen.*

95,3 % der diffusen Milzinfiltrationen wiesen ein malignes Befallsmuster auf. 4,7 % der die Milz diffus infiltrierenden Prozesse waren benigner Genese. Die Infiltration des Milzparenchyms erfolgte entweder diffus ohne Knötchenbildung oder diffus-nodulär mit Knötchenbildung. In 51,2 % der Fälle (n = 22) war ein rein diffuses Infiltrationsmuster festzustellen ohne histologischen und/oder bildgebenden Nachweis einer nodulären Aggregation von pathologischen Zell- und Gewebsverbänden. In 46,5 % der Fälle (n = 20) erfolgten die Infiltrationen diffus-nodulär durch pathologische Zell- und Gewebsverbände, die histologisch und zum Teil in der Bildgebung nachweisbare knötchenförmige Aggregationen mit einem Durchmesser von ca. 1 cm aufwiesen. Eine Entität (2,3 %) manifestierte sich im Milzparenchym als solitärer Herd, der ein histologisch nachweisbares, intrinsisches diffuses Infiltrationsmuster aufwies (sog. „bulky-formation"). Ein ausgeglichenes Verhältnis von rein diffuser und diffus-nodulärer Infiltration war vor allem bei Non-Hodgkin-Lymphomen der B-Zell-Reihe nachzuweisen. In dieser histopathologischen Klasse wiesen 14 Erkrankungen ein rein diffuses und weitere 14 Milzläsionen ein diffus-noduläres Infiltrationsmuster auf.

Die am häufigsten diffus in die Milz infiltrierenden Krankheitsprozesse waren in der vorliegenden Studie Non-Hodgkin-Lymhome. In Abhängigkeit von der Krankheitsdauer, der biologischen Aktivität und der histopathologischen Klasse dieser Entität ist gewöhnlich in ca. 30 - 40 % [37, 55] der Fälle mit einer Milzbeteiligung zu rechnen. Non-Hodgkin-Lymphome traten nie primär, sondern ausschließlich sekundär im Rahmen einer primär extralienalen Manifestation mit systemischer Dissemination im Milzparenchym auf.

Hodgkin- und Non-Hodgkin-Lymphome wiesen Unterschiede im Malignitätsgrad auf. Von 27 Befunden mit histologisch klassifiziertem Malignitätsgrad von insgesamt 32 Erkrankungen waren 55,6 % (n = 15) als hochmaligne und 44,4 % (n = 12) als niedrigmaligne klassifiziert worden. Bei fünf diffusen Infiltraten blieb eine Bestimmung des Malignitätsgrades aus. Das lymphozytenarme Hodgkin-Lymphom und die beiden T-Zell-Non-Hodgkin-Lymphome wiesen hochmaligne Zellpopulationen auf. Bei B-Zell-Lymphomen der Milz waren 12 histologisch als hochmaligne und 12 als niedrigmaligne eingestuft worden. Niedrigmaligne Non-Hodgkin-Lymphome der B-Zell-Reihe infiltrierten das Milzparenchym zu 66,7 % (8/12) rein diffus/mikronodulär, während hochmaligne Non-Hodgkin-Lymphome der B-Zell-Reihe in 66,7 % (8/12) zur Zellaggregation und makroskopischer Knötchenbildung neigten, insbesondere im Bereich des Milzhilus. Niedrigmaligne Non-Hodgkin-Lymphome der B-Zell-Reihe tendierten damit zu einer rein diffusen bis mikronodulären Infiltration, hochmaligne B-Zell-Lymphome dagegen zu einer makronodulären Zellaggregation.

4.1.2.3.2 Milzaffektionen im weiteren Sinne (echte Milzläsionen)

4.1.2.3.2.1 Hämatome und hämorrhagische Parenchymdestruktionen

Milzhämatome standen meist in Zusammenhang mit vorausgegangenen stumpfen Bauchtraumata mit partieller oder totaler Ruptur der Kapsel. Dabei kam es entweder unmittelbar nach dem traumatischen Ereignis zu einer Lazeration der Kapsel mit konsekutiver akuter Einblutung in die Bauchhöhle, oder es entwickelte sich zunächst ein subkapsuläres Hämatom, das nach einem symptomfreien Intervall von mehreren Stunden bis Wochen infolge des Hämatomwachstums zu einer Zunahme der Kapselspannung und zu einer kompletten oder partiellen peripheren oder hilären Ruptur der Milz führte. Fakultativ konnte eine Hilusamputation mit Gefäßausrissen auftreten. Konsekutiv kam es zu einer intraperitonealen Einblutung. Relativer Anteil an allen Milzhämatomen in Prozent in Klammern.

Histopathologische Subklasse	Lokalisation
100 Frische Hämatome (95,2 %)	69 subkapsulär 31 intraparenchymatös
4 Hämatome in Organisation (3,8 %)	3 subkapsulär 1 intraparenchymatös
1 Superinfiziertes Hämatom (1 %)	subkapsulär

Tabelle 4.4 *Histopathologien von Milzhämatomen.*

Die histologische Klassifizierung der Hämatome war abhängig vom Zeitpunkt ihres Auftretens vor der Splenektomie bzw. Biopsie und der anschließenden histologischen

Untersuchung. Ein Hämatom mit einem Alter von bis zu zwei Tagen wurde als frisches Hämatom klassifiziert, eine Organisation fand durchschnittlich ab dem siebten Tag statt.

Milzhämatome wiesen folgendes Verteilungsmuster im Parenchym auf:

- Unifokale Verteilung (58,1 %)

  Über die Hälfte (n = 61) aller Milzhämatome trat solitär im Milzparenchym auf. Davon waren 93,4 % (n = 57) frische und 6,6 % (n = 4) bereits organisierte Hämatome.

- Multifokale Verteilung (12,4 %)

  13 Milzhämatome bildeten multiple, lokal begrenzte Einblutungsherde. 92,3 % (n = 12) davon waren frische und 7,7 % (n = 1) superinfizierte Hämatome.

- Diffuse Verteilung (29,5 %)

  Alle 31 der diffus in das Parenchym eingebluteten Hämatome waren histologisch als frische Hämatome klassifiziert worden.

Von 100 frischen Milzhämatomen wiesen 57 % (n = 57) ein unifokales, 12 % (n = 12) ein multifokales und 31 % (n = 31) ein diffuses Verteilungsmuster auf. Alle vier Hämatome in Organisation traten als solitäre Herde im Milzparenchym auf. 69,5 % (n = 73) aller Hämatome entstanden subkapsulär, 30,5 % (n = 32) diffus intraparenchymatös. Von den 73 subkapsulär lokalisierten Hämatomen waren 94,5 % (n = 69) frische, 4,1 % (n = 3) organisierte und 1,4 % (n = 1) superinfizierte Hämatome. Von den 32 intraparenchymatös lokalisierten Hämatomen waren 96,9 % (n = 31) frische und 3,1 % (n = 1) organisierte Hämatome.

4.1.2.3.2.2 Infarkte und Infarzierungen

In elf histologischen Gutachten wurden fokale oder globale Infarkte der Milz nachgewiesen (relativer Anteil an allen Milzinfarkten in Prozent in Klammern):

Histopathologische Subklasse	Lokalisation
8 Frische Infarkte (72,7 %)	7 subkapsulär 1 ohne Lokalisationsangabe im histologischen Gutachten
3 Infarkte in Organisation (27,3 %)	2 subkapsulär 1 ohne Lokalisationsangabe im histologischen Gutachten

Tabelle 4.5 *Histopathologien von Milzinfarkten.*

Die histologische Klassifizierung der Infarkte war auch hier abhängig vom Zeitpunkt ihres Auftretens vor der Splenektomie bzw. Biopsie und der anschließenden histologischen Untersuchung. Ein Infarkt mit einem Alter von bis zu zwei Tagen war als frisch klassifiziert worden, eine Organisation fand durchschnittlich ab dem siebten Tag statt. Die für Milzinfarkte typische subkapsuläre Lage war in allen histologischen Gutachten (n = 9) nachweisbar. Von den neun subkapsulär lokalisierten Infarkten waren 77,8 % (n = 7) frische und 22,2 % (n = 2) organisierte Infarkte. In den histologischen Befunden erfolgten keine Aussagen zu Morphologie und Konfiguration der Infarkte.

Milzinfarkte wiesen folgendes Verteilungsmuster im Parenchym auf:
- Unifokale Verteilung (63,6 %)
  Sieben Infarkte traten als solitärer Herd im Milzparenchym auf. 71,4 % (n = 5) waren frische und 28,6 % (n = 2) organisierte Infarkte.
- Multifokale Verteilung (36,4 %)
  Vier Infarkte traten als multiple, lokal begrenzte Herde auf. 75 % (n = 3) waren frische und 25 % (n = 1) superinfizierte Infarkte.

Die acht frischen Milzinfarkte wiesen in 62,5 % (n = 5) der Fälle ein unifokales und in 37,5 % (n = 3) der Fälle ein multifokales Verteilungsmuster auf. Ein diffuses, flächenhaftes Infarktmuster trat nicht auf. Zwei (66,7 %) der drei Infarkte in Organisation waren solitär, ein organisierter Infarkt mit multiplen Herden im Milzparenchym zu beobachten.

Von insgesamt 82 subkapsulär lokalisierten Milzaffektionen im weiteren Sinne waren 89 % Hämatome (n = 73) und 11 % Infarkte (n = 9). Beim Auftreten umschriebener, subkapsulärer Milzveränderungen im weiteren Sinne lag die Wahrscheinlichkeit also bei ca. 90 %, dass es sich bei den nicht eindeutig von der Bildgebung artdiagnostizierbaren Milzläsionen um Hämatome handelte, sofern aus der aktuellen Anamnese, Epikrise oder aus vorbestehenden bildgebenden Befunden nicht exakt hervorging, dass es sich eindeutig um einen Milzinfarkt handelte und keine weiteren differenzialdiagnostischen Überlegungen anstanden.

4.1.2.4 Verteilungsmuster

39 % aller Raumforderungen manifestierten sich als singuläre Herde im Milzparenchym, 15,8 % traten in Form multipler Herde auf und 45,3 % waren diffus (-nodulär) verteilt. Fokale Veränderungen der Parenchymstruktur waren am häufigsten durch Abszesse, Hämangiome, Zysten und Metastasen bedingt. Abszesse traten zu 71,4 % (5/7) als solitäre und zu 28,6 % (2/7) als multifokale Herde auf. Bei 14 von insgesamt 15 Hämangiomen (93,3 %) war ein solitärer Milzbefall histologisch nachweisbar, bei einem einzigen Fall erfolgte ein multifokaler Parenchymbefall. Zysten manifestierten sich zu 84,6 % (11/13) in unifokaler und zu 15,4 % (2/13) in multifokaler Lage. 66,7 % (4/6) aller Milzmetastasen waren solitär in der Milz nachzuweisen. Eine Milzbeteiligung trat ausschließlich sekundär im Rahmen einer bekannten Grunderkrankung/systemischen Erkrankung auf. In zwei Fällen manifestierte sich eine Sarkoidose ausschließlich in Form multipler Granulome in der Milz. Auch granulomatöse Veränderungen anderer Milzraumforderungen traten nur multifokal im Parenchym auf. Erkrankungen des myelopoetischen und lymphatischen Systems (n = 41) dagegen wiesen ein ausschließlich diffuses Verteilungsmuster in der Milz auf.

4.1.2.5 Primäre und sekundäre Milzläsionen

88 Raumforderungen i. e. S. entstanden originär in der Milz oder erfassten diese sekundär auf lymphogenem und hämatogenem Weg oder per continuitatem. In sieben Fällen war nicht eruierbar, ob zuvor ein primärer oder sekundärer Befall der Milz stattgefunden hatte. Hämatome wurden per definitionem zu den primären, Infarkte zu den sekundären Milzaffektionen i. w. S. gezählt. 60,2 % (n = 53) aller histopathologischen Milzläsionen i. e. S. mit bekannter Befallsart des Parenchyms erfassten das Organ sekundär durch Dissemination von primär extralienalen Foci und sukzessiver bzw. akzessorischer Manifestation in der Milz. 39,8 % (n = 35) der im Milzparenchym histologisch nachgewiesenen originären, primären Raumforderungen entstanden durch Zell- und Gewebealteration des physiologischen Milzparenchyms ohne Kenntnis einer präexistenten Grunderkrankung oder systemischen Erkrankung mit potentieller Möglichkeit einer Milzbeteiligung.

Unifokale Raumforderungen traten in vier von fünf Fällen (80 %) primär im Milzparenchym auf, multifokale Raumforderungen in 60 % der Fälle, während bei diffusen Infiltrationen fast ausschließlich (97,7 %) ein sekundärer Befall festzustellen war. In 80 % (28/35) der Fälle erfolgte eine primäre Mitbeteiligung des Milzparenchyms in Form unifokaler Herde, in 17,1 % (6/35) in Form multifokaler Parenchymveränderungen und in 2,9 % (1/3) als diffuse Infiltration. Eine sekundäre Milzbeteiligung trat in 13,2 % (7/53) als solitärer bzw. singulärer Herd, in 7,5 % (4/53) in Form multipler Veränderungen und in 79,3 % (42/53) als diffuse Infiltration des Milzparenchyms in Erscheinung.

4.1.2.6 Metrische Daten (Masse und Volumen) von Milzexstirpaten und Milzläsionen

4.1.2.6.1 Milzexstirpate

Das histologisch vermessene Volumen der Milzexstirpate war grundsätzlich kleiner als das durch die Bildgebung ermittelte Volumen. Verantwortlich dafür war die in vivo noch vorhandene Milzperfusion. Ein Exstirpat wog durchschnittlich 283,7 g. Die leichteste Milz war 34 g schwer, das schwerste Splenektomiepräparat hatte eine Masse von 4800 g. Milzen mit einer Masse von über 2000 g traten vor allem bei diffuser Infiltration auf. Die Spannweite der Milzvolumina umfasste Werte von 90 bis 12012 cm^3. Im Durchschnitt hatte eine exstirpierte Milz ein Volumen von 310 cm^3. Die größten Milzen waren auch hier bei hämatologischer Grunderkrankung mit diffuser Milzinfiltration zu beobachten.

Das größte Milzexstirpat mit fokaler Raumforderung (genauer: multifokale Indurationen des Parenchyms) hatte ein Volumen von 6175 cm^3. Im Mittel hatte eine vergrößerte Milz mit histologisch nachweisbarer unifokaler Raumforderung ein Volumen von 791 cm^3, mit multifokaler Raumforderung 2404 cm^3. Der arithmetische Mittelwert des Volumens einer Milz mit histologisch nachgewiesener diffuser Parenchymalteration betrug 2981 cm^3. Diffuse Milzinfiltrationen gingen somit mit der deutlichsten Milzvergrößerung einher. Das größte, histologisch nachweisbare Milzvolumen in Höhe von 12012 cm^3 wurde bei diffus infiltrierender Haarzell-Leukämie registriert. Die am häufigsten zu einer Milzvergrößerung führenden Erkrankungsprozesse stellten Lymphome dar. 90,3 % (28/31) aller Non-Hodgkin-Lymphome und das Hodgkin-Lymphom der Milz gingen mit einer deutlichen Splenomegalie einher. Die in dieser Arbeit ermittelte Rate an begleitenden Splenomegalien bei Lymphominfiltration der Milz deckt sich mit den von *C. Görg* und *J. Riera-Knorrenschild* ermittelten Relativwerten. Diese fanden in 85,7 % (54/63) [46] bzw. 100 % [19] der sonographisch in der Milz detektierten sowie teils ausschließlich klinisch und bildmorphologisch, teils zusätzlich histologisch nachgewiesenen Non-Hodgkin-Lymphomen, eine begleitende Milzvergrößerung vor.

In der vorliegenden Studie waren 57,1 % (28/49) aller fokalen Milzraumforderungen i. e. S. mit einer per Bildgebung nachweisbaren Splenomegalie assoziiert, diffuse Infiltrationen i. e. S. gingen zu 90,5 % (38/42) mit einer unspezifischen Splenomegalie einher. Ein positiver Splenomegaliebefund korrelierte nicht immer mit einer tatsächlich stattgefundenen diffusen Milzaffektion. Umgekehrt schloss der fehlende Nachweis einer Splenomegalie in der klinischen und bildgebenden Diagnostik eine Erkrankung nicht aus. Bei 43,9 % (11/49) aller histologisch nachgewiesenen fokalen Prozesse und bei 9,5 % (4/42) der diffusen Infiltrationen fand sich im Verlauf der Erkrankung keine Splenomegalie. Bei 80 % (8/10) aller infarzierten und 31,4 % (32/102) aller eingebluteten Milzexstirpate war eine Splenomegalie zu verzeichnen. 38,3 % (62/162) aller Milzexstirpate ohne histologisch nachweisbare Raumforderung oder Läsion waren pathologisch vergrößert.

Insgesamt konnte somit an 46 % (168/365) der Milzen, die nach klinischer und/oder bildmorphologischer Abklärung exstirpiert wurden, die histologische Diagnose einer (Mega-)Splenomegalie gestellt werden. Von den 66 exstirpierten vergrößerten Milzen, in denen histologisch Milzaffektionen i. e. S. registriert wurden, wiesen 57,6 % (38/66) eine diffus-infiltrative und 42,4 % (28/66) eine fokale Alteration des Parenchyms auf. Bei den am häufigsten im Milzparenchym anzutreffenden fokalen Raumforderungen i. e. S. trat auch am häufigsten eine begleitende Splenomegalie mit auf. So waren Abszesse (6/7 = 85,7 %), angiomatöse Veränderungen (8/15 = 53,3 %) und Zysten (6/13 = 46,2 %) die am häufigsten mit einer Splenomegalie assoziierten Milzläsionen.

Rupturierte Milzen maßen im Durchschnitt 962,7 cm³. Rupturen des Organs traten im Mittel bei dreifacher (962,7 cm³/310 cm³ = 3,11) Vergrößerung des normal großen Organs auf. Die Analyse der metrischen Daten von rupturierten Milzen mit und ohne Alteration des Parenchyms, die weder iatrogen, traumatisch oder durch sonstige interne und/oder externe Einflüsse, das heißt spontan rupturierten, ergab, dass die Wahrscheinlichkeit ($p < 0,05$) für eine Ruptur der Milzkapsel signifikant erhöht war, wenn die betroffene Milz ein mittleres Volumen aufwies, das in etwa dem doppelten Volumen (ca. 550 cm³) einer normal großen Milz entsprach.

4.1.2.6.2 Fokale und diffus-noduläre Milzläsionen

Die Erfassung der im histologischen Gutachten ermittelten Abmessungen der Milzaffektionen erfolgte mit Hilfe der Formel: Länge x Breite x Dicke/Tiefe. Da die metrischen Daten der histopathologischen Milzaffektionen nicht immer eine Tiefen-/Dickenangabe aufwiesen und zum Teil nur Angaben über den Durchmesser der Raumforderungen und Läsionen gemacht wurden, war die Zielgröße deswegen deren Fläche. Diese ließ sich unter Verwendung folgender beider Formeln berechnen:

$$A = l \cdot b$$

[cm²], wobei A: Fläche
l: Länge
b: Breite

und

$$A = \pi \cdot \left(\frac{d}{2}\right)^2 = \pi \cdot r^2$$

[cm²], wobei A: Fläche
d: Durchmesser
r: Radius.

Unter Berücksichtigung von zum Teil fehlenden metrischen Daten einzelner Milzaffektionen aufgrund von Probebiopsien ergaben sich folgende durchschnittliche Flächenwerte [cm²] für:

- Fokale Milzläsionen (n = 38)
  A = 8,7 cm² → d = 1,7 cm, davon
  1. Unifokale Milzläsionen (n = 29): A = 12,1 cm² → d = 2,0 cm
  2. Multifokale Milzläsionen (n = 9): A = 4,6 cm² → d = 1,2 cm
- Diffus-noduläre Milzläsionen (n = 12)
  A = 4,4 cm² → d = 1,1 cm (A/d der Nodi bzw. Noduli)
- Hämatome und hämorrhagische Parenchymdestruktionen (n = 9)
  A = 18,2 cm² → d = 2,4 cm
- Infarkte und Infarzierungen (n = 5)
  A = 67,2 cm² → d = 4,6 cm

4.1.2.7 Nebenmilzen

Bei 5,8 % (22/379) aller durchgeführten Milzexstirpationen ließen sich im Operationspräparat Nebenmilzen nachweisen. Diese fanden sich in mitresezierten perisplenischen, perirenalen, peripankreatischen und perikolischen Gewebe sowie im Peritoneum viszerale. Am häufigsten (12/21 = 57,1 %) erfolgte ein histologischer Nachweis im Ligamentum gastrosplenicum am Milzhilus sowie im perigastrischen und perisplenischen Fettgewebe. Eine Nebenmilz hatte eine durch den Pathologen ermittelte mediane Fläche von 3,2 cm² (d: 2,0 cm, arithmetisches Mittel: 9,6 cm² (d: 3,5 cm), Range: 0,3 - 38,5 cm² (d: 0,6 - 7,0 cm)).

4.2 Ergebnisse aus Bildgebungsverfahren

4.2.1 Indikationen zur Bildgebung des Milzparenchyms mit histologisch gesicherten Milzläsionen

Zu 138 Milzläsionen existierte mindestens ein Bildgebungsbefund. 73 Splenektomien wurden ohne im Vorfeld stattgefundene interne bildgebende Untersuchungen des Milzparenchyms durchgeführt. Die Indikation zur bildgebenden Abklärung von im Vorfeld bereits nachgewiesenen oder vermuteten Milzraumforderungen i. e. und i. w. S. wurde gestellt aufgrund:

- präoperativer Staging- und Screeninguntersuchungen anderer, bereits bekannter lokaler oder systemischer Krankheitsprozesse mit hoher Wahrscheinlichkeit für eine Milzbeteiligung, insbesondere im Rahmen von hämatologischen Erkrankungen, Karzinomen des Magens, des Ösophagus, des Pankreas, des Rektums und des Colons, der Nieren und der Mamma sowie von abszedierenden und inflammatorischen Prozessen, bei unklarer B-Symptomatik und Verschlechterung des Allgemeinzustandes, bei Hämochromatose, Kreislaufkollaps und bekannter Endokarditis (55/138 = 39,9 %)
- einer progredienten Schmerzsymptomatik im linken Abdomen mit oder ohne Schmerzausstrahlung (27/138 = 19,6 %)
- von Polytraumata mit möglichem stumpfem oder penetrierendem Milztrauma i. w. S. (20/138 = 14,5 %)
- von durch externe bildgebende Verfahren bereits detektierten und zum Teil korrekt artdiagnostizierten Milzaffektionen (13/138 = 9,4 %)

- von inzidentell im Rahmen der Abklärung von anderen Krankheitskomplexen nachgewiesenen Milzläsionen (Inzidentalome), bei denen die Wahrscheinlichkeit für eine Mitbeteiligung der Milz als gering erachtet wurde, zum Beispiel bei perforierten Hohlorganen des Abdomens, unklarem Ikterus oder Leberzirrhose (9/138 = 6,5 %)
- einer palpatorisch und/oder durch externe Bildgebung bereits diagnostizierten progredienten Splenomegalie (8/138 = 5,8 %)
- unklarer Ätiologie (6/138 = 4,3 %)

4.2.2 Statistischer Teil zu den Detektionsleistungen und diagnostischen Leistungen

Dieser Teil ist in zwei Abschnitte gegliedert. Im ersten Abschnitt werden die Leistungen der bildgebenden Verfahren in der Detektion von Milzläsionen analysiert. Im zweiten Abschnitt erfolgt eine Untersuchung der diagnostischen Leistungen. Daran schließt sich eine Synopsis der Detektions- und Diagnostikleistungen aller untersuchten bildgebenden Verfahren an. Zusätzlich werden die ermittelten Validitätsparameter und damit die Wertigkeiten der untersuchten bildgebenden Modalitäten im Hinblick auf die Abhängigkeit der Ergebnisse vom Vorliegen klinischer Angaben im Anforderungsschein einer kritischen Überprüfung und Relativierung unterzogen. Die Diagnostiker konnten zum Teil auf klinische und/oder Bildgebungsinformationen in den Anforderungsscheinen über potentielle oder tatsächliche Milzläsionen zurückgreifen. Ein Verdacht auf eine Milzraumforderung oder die definitive (Art-)Diagnose einer Milzläsion wurde geäußert, weil die aktuelle Anamnese oder die Epikrise des Patienten oder die zuvor durchgeführte Bildgebung Anlass dazu gaben. Die Detektionsergebnisse wurden somit durch die Einbeziehungsbias verzerrt und waren nur dann aussagekräftig, wenn eben keine Angaben über mögliche oder reelle Milzveränderungen vorhanden waren.

Das nachfolgende Struktogramm zeigt Art und Herkunft der klinischen Angaben über reelle oder potentielle Milzläsionen, die im Anforderungsschein zur Bildgebung bereits im Vorfeld vorliegen konnten:

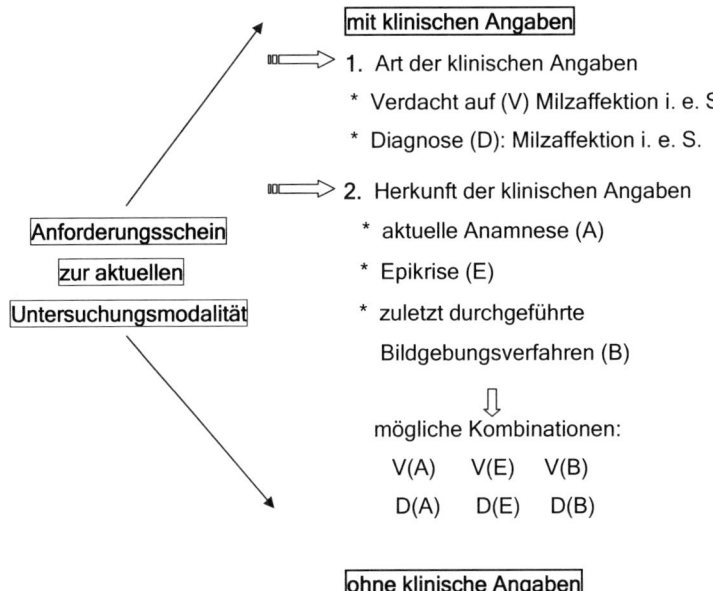

ad 1.: Art der klinischen Angaben im Anforderungsschein
Angaben in Form eines Verdachtsmomentes oder einer Diagnose einer Raumforderung/Läsion im Milzparenchym oder in subkapsulärer Lage.

ad 2.: Herkunft der klinischen Angaben im Anforderungsschein
Angaben in Form aktueller anamnestischer Daten, der Epikrise des Patienten und der zuletzt vor der aktuellen Untersuchungsmodalität durchgeführten bildgebenden Diagnostik, die die Verdachtsdiagnose einer Raumforderung oder die Diagnose einer Läsion/Raumforderung im Milzparenchym oder in subkapsulärer Lage.

Zur weiterführenden Abklärung von suspekten sowie bereits detektierten Milzläsionen i. e. S. wurden häufig mehrere bildgebende Verfahren eingesetzt.

Bildgebende Verfahren, die additiv zur diagnostischen Abklärung von Milzaffektionen i. w. S. verwendet wurden, wurden in der vorliegenden Arbeit nicht berücksichtigt. Ein additiver Einsatz erfolgte zur
- Verifizierung/Falsifizierung und (art-)diagnostischen Eingrenzung von bereits im Vorfeld durch ein oder mehrere bildgebende(s) Verfahren detektierter/nicht detektierter Milzläsionen bzw. suspekter Milzläsionen i. e. S.
- Verlaufsbeobachtung von bereits im Vorfeld durch ein oder mehrere Bildgebungsverfahren diagnostizierten Milzläsionen i. e. S.

Neben der Detektion kam den bildgebenden Verfahren eine wichtige Rolle in der Differenzialdiagnostik von Veränderungen des Milzparenchyms zu. Zur Ermittlung der Diagnoseleistungen wurden die Inhalte der Diagnosen bezüglich ihrer Form und Art analysiert:
- Form der Diagnosen

  Subsummiert wurden alle bildgebenden Befunde mit beschreibender Diagnose, Verdachtsdiagnose oder Artdiagnose einer suspekten oder bereits im Vorfeld diagnostizierten Milzläsion:

  1. Beschreibende Diagnose

  = Deskription von im Milzparenchym und/oder der Kapsel/subkapsulär lokalisierten und von bildgebenden Verfahren detektierten Milzaffektionen i. e. S. mit den jeweiligen Fachtermini der bildgebenden Verfahren.

  2. Verdachtsdiagnose

  = Genauere Klassifizierung der von bildgebenden Verfahren detektierten und im histologischen Befund sowohl in der Existenz als auch in der Lokalisation im Milzparenchym und/oder der Kapsel/subkapsulär verifizierten, fokalen Milzläsion durch Eingrenzung und Abgrenzung der in Frage kommenden Diagnosen auf/von wenige(n) differenzialdiagnostische(n) Alternativen mit den Fachtermini des jeweiligen Bildgebungsverfahrens. Bildgebende Befunde wiesen Verdachtsdiagnosen auf, wenn differenzialdiagnostische Überlegungen „(DD:...)" angestellt oder Wahrscheinlichkeitsaussagen über potentielle Milzveränderungen getroffen wurden: „Wahrscheinlich handelt es sich um...", „...am ehesten/am wahrscheinlichsten trifft zu/entspricht...", „...vermutlich liegt vor...", „...dürfte es sich handeln um...", „...könnte vorliegen...".

3. Artdiagnose

= Genaue Klassifizierung der von den bildgebenden Verfahren detektierten und im histologischen Befund sowohl in der Existenz als auch in der Lokalisation im Milzparenchym und/oder der Kapsel oder subkapsulär verifizierten Milzaffektionen mit den jeweiligen histologischen Fachtermini.

- Art der Diagnosen
Hier wurde das Ausbreitungs- bzw. Verteilungsmuster der Milzraumforderungen in den Bildgebungsverfahren in Anlehnung an die histologische Klassifizierung (unifokale und multifokale Raumforderungen, diffuse Infiltrationen) erfasst.

4.2.2.1 Überblick

Die bildmorphologische Kategorisierung des Verteilungsmusters von Milzveränderungen in solitäre, multiple und diffuse Läsionen erfolgte in Anlehnung an die histologische Kategorisierung. So entsprachen histologisch klassifizierte unifokale Milzläsionen solitäre/singuläre Herde in der Bildgebung, histologisch verifizierte multifokale Raumforderungen korrespondierten mit multipel in der Bildgebung nachweisbaren Milzherden. Diffuse Infiltrate wurden sowohl in der Histologie als auch in der Bildgebung als solche beschrieben. Auf der Grundlage des histologischen Goldstandards erfolgte die Datenrecherche der bildgebenden Befunde.

An 204 Patienten, die aufgrund einer Beteiligung des Milzparenchyms im Rahmen primärer und sekundärer Krankheitsprozesse ambulant oder stationär behandelt wurden, wurden bildgebende diagnostische Untersuchungen der Milz durchgeführt. Die Sonographie wurde dabei am häufigsten zur Abklärung von Milzaffektionen i. e. Sinne eingesetzt. Zur Abklärung von Läsionen des Milzparenchyms i. w. S. wurde dieses bildgebende Untersuchungsverfahren in 15,5 % (18/116) der Fälle verwendet. Die Computertomographie wurde als zweithäufigstes bildgebendes Verfahren eingesetzt. Dabei konkurrierte diese vor allem mit der Sonographie, insbesondere in der Primärdiagnostik von Hämatomen. Die Magnetresonanztomographie und gegebenenfalls ergänzende nuklearmedizinische bildgebende Untersuchungen wurden als sukzessives bildgebendes Verfahren nach der Sonographie und/oder Computertomographie zur artdiagnostischen Eingrenzung von Milzaffektionen i. e. S. Eine Abklärung von Milzhämatomen und -infarkten fand durch diese beiden diagnostischen Untersuchungsverfahren nicht statt.

4.2.2.2 Sonographie

4.2.2.2.1 Detektionsleistungen

Der arithmetische Mittelwert des Zeitintervalls von den zuletzt und singulär durchgeführten, detektierenden Sonographien bis zur Splenektomie bzw. Probebiopsie des Milzparenchyms mit histologisch nachgewiesenen fokalen Raumforderungen betrug sieben Tage (sechs Tage für Milzen mit unifokalen Raumforderungen, acht Tage für Milzen mit multifokalen Raumforderungen) und für Milzen mit diffusen Infiltrationen 75 Tage. Das durchschnittliche Zeitintervall vom Tag der letzten unauffälligen sonographischen Untersuchung bis zum Tag des darauf folgenden, additiven bildgebenden Verfahrens betrug für Milzpräparate mit histologisch nachgewiesenen fokalen Läsionen 1,5 Tage und mit diffusen Infiltrationen einen Tag. Das durchschnittliche Zeitintervall vom Tag der unauffälligen sonographischen Befunde, neben denen keine weiteren sonographischen Befunde erhoben wurden, betrug bis zur Splenektomie oder Probebiopsie acht Tage.

Das absolute Minimum der histologischen Fläche von fokalen und diffus-nodulären Milzraumforderungen, die von der Sonographie in der vorliegenden Studie detektiert wurden, betrug 0,2 cm² (d: 0,5 cm). Das durchschnittliche Zeitintervall vom Tag der Durchführung dieser detektierenden sonographischen Untersuchungen bis zur Splenektomie bzw. Biopsie des Milzparenchyms mit unifokalen Raumforderungen betrug 5,2 Tage, mit multifokalen Raumforderungen 7,9 Tage und mit diffusen Infiltrationen 18,3 Tage. Nicht detektierte Milzaffektionen wiesen eine durchschnittliche histologische Fläche von 3,3 cm² (d: 2,1 cm) auf und waren bei der histologischen Begutachtung des Milzparenchyms vorwiegend (4/5 = 80 %) in subkapsulärer Lage anzutreffen.

Zu 133 sonographischen Untersuchungen der Milz lagen histologische Gutachten nach radikaler Splenektomie oder Probebiopsie des Milzparenchyms vor. Die Fallzahl war damit ausreichend, um die in 3.4 erläuterten Validitäts- und Güteparameter der Sonographie ermitteln und auf Signifikanz überprüfen zu können.

80 sonographische Untersuchungen mit mindestens einem Befund waren richtig positiv. 18 Milzaffektionen entzogen sich dem sonographischen Nachweis. Es konnten 62 Milzaffektionen i. e. S. detektiert werden. In 67,7 % (42/62) der Fälle reichte dazu eine einzige sonographische Untersuchung aus. Zur Detektion von 20 Raumforderungen i. e. S. wurde die Sonographie erfolgreich mehrfach eingesetzt. Zu 94,4 % (17/18) aller sonographisch nicht detektierten Milzaffektionen i. e. S. wurde dieses bildgebende Verfahren als einziges eingesetzt. Insgesamt wurde somit zu

73,8 % (59/80) der histologisch nachgewiesenen Milzaffektionen i. e. S. nur ein einziger sonographischer Befund erhoben. Bei Milzen mit histologisch verifizierten Hämatomen und Infarkten gingen 18 richtig-positive sonographische Untersuchungen voraus.

Bei einer Eintrittswahrscheinlicheit für den Fehler 1. Art von $p < 0{,}01$ (hoch signifikantes Ergebnis) auf dem Signifikanzniveau $\alpha = 0{,}05$ und einem festgelegten Cut-Off-Zeitpunkt X_c von 20 Tagen wurden folgende kumulierte durchschnittliche Relativwerte der Validitätsparameter mit Hilfe des X^2-Tests ohne *Yates*-Stetigkeitskorrektur ermittelt:

Validitätsparameter	Relativwert	95% KI unten	95% KI oben
$p < 0{,}01$ auf $\alpha = 0{,}05$			
Positiver Prädiktivwert	0.96341	0.90671	0.99015
Negativer Prädiktivwert	0.62745	0.53629	0.67043
Sensitivität	0.80612	0.75868	0.82849
Spezifität	0.91429	0.78145	0.97692

Tabelle 4.6 *Kumulierte Relativwerte und 95%-Konfidenzintervalle der Validitätsparameter der konventionellen Sonographie (B-Mode) in der Detektion von Milzläsionen.*

Die kumulierte durchschnittliche Gesamtsensitivität der konventionellen B-Mode-Sonographie betrug bei einer Eintrittswahrscheinlichkeit $p < 0{,}01$ (hoch signifikantes Ergebnis) für den Fehler 1. Art auf dem Signifikanzniveau $\alpha = 0{,}05$ 80,6 % (79/98) [0,758; 0,828]. Unter Berücksichtigung eines zusätzlichen Kontrastmitteleinsatzes wurde eine weitere Milzaffektion detektiert, die im B-Mode nicht nachgewiesen werden konnte. Dies entsprach bei einer Eintrittswahrscheinlichkeit $p < 0{,}01$ (hoch signifikantes Ergebnis) für den Fehler 1. Art auf dem Signifikanzniveau $\alpha = 0{,}05$ einer kumulierten durchschnittlichen Gesamtsensitivität von konventioneller und kontrastmittelunterstützter Sonographie von 81,6 % (80/98) [0,771; 0,833].

Validitätsparameter p < 0,01 auf α = 0,05	Relativwert	95% KI unten	95% KI oben
Positiver Prädiktivwert	0.97561	0.92155	0.99568
Negativer Prädiktivwert	0.64706	0.56014	0.67932
Sensitivität	0.81633	0.77110	0.83312
Spezifität	0.94286	0.81621	0.98987

Tabelle 4.7 *Kumulierte Relativwerte und 95%-Konfidenzintervalle der Validitätsparameter der konventionellen und kontrastmittelverstärkten Sonographie in der Detektion von Milzläsionen.*

Raumforderungen, die ausschließlich konventionell sonographisch im B-Mode abgeklärt wurden, wurden zu 84,4 % (32/38) [0,687; 0,940] detektiert, diffuse Infiltrationen zu 65,7 % (20/32) [0,400; 1,000]. Der nativen und kontrastmittelunterstützten Sonographie gelang in 86,6 % der Nachweis fokaler Raumforderungen. Die Sensitivitäten für die Detektion von unifokalen und multifokalen Milzaffektionen wiesen keinen signifikanten Unterschied ($p > 0,05$) auf: für Milzen mit unifokalen Milzaffektionen betrug diese 84,4 % (28/32) [0,710; 0,965], für solche mit multifokalen Raumforderungen 84,6 % (11/13) [0,546; 0,981]. Im Gegensatz zu fokalen Raumforderungen gelang der Nachweis von diffusen Milzinfiltrationen seltener, hier betrug die Sensitivität 65,7 % (23/35) [0,478; 0,809].

Die Gesamt-Sensitivität für die Detektion aller Milzaffektionen i. e. S. lag bei 77,5 % (62/80) [0,668; 0,861]. Die Sensitivität für Milzläsionen betrug 100 % (18/18) [0,815; 1,000]. Bereits der Einsatz der konventionellen Sonographie erlaubte einen sicheren Nachweis von allen histologisch verifizierten Hämatomen und Infarkten (n = 18). Dies traf sowohl für frische als auch für bereits organisierte und regressiv veränderte Läsionen des Milzparenchyms zu.

Durch die Ultraschallkontrastmittel Levovist® und SonoVue® war in allen Fällen ihres Einsatzes eine Detektion von suspekten fokalen Milzaffektionen möglich. Zehn von elf (90,9 %) [0,587; 0,998] fokalen Milzaffektionen, zu deren Abklärung neben der Nativ-Diagnostik auch Ultraschallkontrastmittel eingesetzt wurde, konnten bereits im nativen B-Mode detektiert werden. Die zusätzliche Applikation von Levovist® ermöglichte im elften Fall nach erfolgloser konventioneller sonographischer Untersuchung die Darstellung eines histologisch gesicherten Hämangioms. Eine artdiagnostische Eingrenzung war hierbei allerdings nicht möglich. Unter zusätzlichem Einsatz der kontrastmittelverstärkten Sonographie wurde somit eine Sensitivität von

100 % (11/11) [0,715; 1,000] erzielt. Die Gesamtsensitivität der Sonographie konnte durch einen additiven Einsatz von Kontrastmittel um demnach durchschnittlich 9,1 % (11/11 - 10/11 fokale Affektionen des Milzparenchyms) erhöht werden. Ein signifikanter Unterschied bezüglich der Detektionsleistungen der konventionellen und kontrastmittelunterstützten Sonographie lag jedoch nicht vor ($p > 0,05$).

Bei insgesamt 35 histologisch als unauffällig befundeten Milzparenchymata konnte zuvor sonographisch 33 Mal korrekterweise keine Raumforderung oder Läsion festgestellt werden. In zwei Fällen war die Sonographie (falsch-) positiv, obwohl hierfür eine histologische Bestätigung ausblieb. Die Spezifität der konventionellen Sonographie betrug somit 94,3 % (33/35) [0,8162; 0,9898]. 5,7 % aller Milzen, die aufgrund zuvor durchgeführter falsch-positiver konventioneller sonographischer Untersuchungen als auffällig, i. e. mit fokaler Milzaffektion deklariert wurden, wurden somit exstirpiert oder biopsiert, obwohl die histologische Aufarbeitung keine Bestätigung dieser sonographischen Befunde erbrachte.

In einem einzigen Fall erfolgte durch die kontrastmittelunterstützte Sonogaphie eine falsch-positive Detektion einer auch in den vorangegangenen nativen sonographischen Untersuchungen bereits detektierten, suspekten unifokalen Raumforderung. Dadurch betrug die Gesamt-Spezifität der konventionellen und kontrastmittelunterstützten Sonographie 91,4 % (32/35) [0,7814; 0,9769]. Die Spezifität der konventionellen Sonographie alleine war somit im B-Mode um 2,9 % höher als unter zusätzlichem Einsatz von Kontrastmittel. Dieser Unterschied war nicht signifikant ($p > 0,05$).

Die Ultraschalluntersuchung der Milz besaß bei einem geringen Voraussagewert von 64,7 % [0,5601; 0,6793] für negative Untersuchungsergebnisse einen vergleichsweise hohen positiven Prädiktivwert von 97,6 % [0,9215; 0,9956]. Das heißt, in über 97 % der bildmorphologisch registrierten Raumforderungen erfolgte auch histomorphologisch ein entsprechender Nachweis. Die Gesamt-Likelihood-Ratio für das positive bzw. negative Ergebnis der bildgebenden Befunde betrug 14,3 bzw. 0,19. Die Güte der Sonographie in der Detektion von Milzaffektionen kann deshalb als exzellent bezeichnet werden. Ihr Einsatz war sowohl zur Abklärung von fokalen als auch bedingt von diffus-nodulären Milzveränderungen gerechtfertigt.

Eine differenzierte Zusammenfassung der Detektionsleistungen der Sonographie zeigen die beiden folgenden Tabellen:

Validitäts-Parameter	mit/ohne KM-Gabe [+/-]	Milzläsionen im engeren Sinne					Milzläsionen im weiteren Sinne		
		Fokale n = 45	Uni-fokale n = 32	Multi-fokale n = 13	Diffuse Infiltrate n = 35	Σ n = 80	Hämatome n = 17	Infarkte n = 1	Σ n = 18
		Raumforderungen							
Cut-Off X_c [die]		20					Cut-Off X_c nicht festgelegt		
Sensitivität [%]	-	84,4	84,4	84,6	65,7	76,3	100	100	100
	+	86,6	87,5	84,6	65,7	77,5	100	100	100
Gesamt-Sensitivität [%]	-	80,6							
	+	81,6							
Spezifität [%]	-	94,3							
	+	91,4							
Positiver prädiktiver Wert [%]	-	96,3							
	+	97,6							
Negativer prädiktiver Wert [%]	-	62,7							
	+	64,7							
Likelihood-Ratio des positiven Testergebnisses	-	14,8	14,8	14,8	11,5	13,4	17,5	17,5	17,5
	+	10,1	10,2	9,8	7,6	9	11,6	11,6	11,6
Gesamt-Likelihood-Ratio des positiven Testergebnisses	-	9,4							
	+	14,3							
Likelihood-Ratio des negativen Testergebnisses	-	0,17	0,17	0,16	0,36	0,25	0	0	0
	+	0,15	0,14	0,17	0,38	0,25	0	0	0
Gesamt-Likelihood-Ratio des negativen Testergebnisses	-	0,21							
	+	0,19							

Tabelle 4.8 *Prozentuale Höhe der Validitätsparameter der Sonographie in der Detektion von Milzläsionen.*

Histopathologien der Milz	Anzahl	Richtig positive Ergebnisse (mit KM)	Falsch negative Ergebnisse (mit KM)
Unifokale Milzläsionen			
Abszess	5	4 (80 %)	1 (20 %)
Hämangiom	11	9 (3) (81,8 %)	2 (18,2 %)
Hämangiosarkom	1	1	0
Hamartom	1	1	0
Metastase	4	3 (75 %)	1 (25 %)
Verkalkungsherd	1		0
Zyste	9	9 (1)	0
	E 32 (4) (100 %)	E 28 (4) (87,5 %)	E 4 (0) (12,5 %)
Multifokale Milzläsionen			
Abszesse	2	2	0
Amyloidose	1	1	0
Eosinophile Granulome	1	0	1
Gamna-Gandy-Körperchen	1	1	0
Hämangiomatose	1	1 (1)	0
Multifokale Induration des Parenchyms	1	1	0
Lymphangiektasien	1	0	1
Metastasen	2	2 (1)	0
Sarkoidose	1	1	0
Zysten	2	2 (1)	0
	E 13 (3) (100 %)	E 11 (3) (84,6 %)	E 2 (0) (15,4 %)
Diffuse Milzläsionen			
M. Hodgkin	1	1	0
NHL vom B-Zell-Typ	25	20 (3) (80 %)	5 (20 %)
NHL vom T-Zell-Typ	1	0	1
Leukose	2	1 (50 %)	1 (50 %)
MPS	5	1 (20 %)	4 (80 %)
Diffuse Parenchymindurationen	1	0	1
	E 35 (3) (100 %)	E 23 (3) (65,7 %)	E 12 (0) (34,3 %)
Hämatome der Milz			
unifokal	15	15 (1)	0
multifokal	1	1	0
diffus	1	1	0
frisch	15	15 (1)	0
in Organisation	2	2	0
	E 17 (1) (100 %)	E 17 (1)	E 0
Infarkte der Milz			
unifokal	1	1	0
frisch	1	1	0
	E 1 (0) (100 %)	E 1 (0)	E 0
Gesamt	E 98 (11) (100 %)	E 80 (11) (81,6 %)	E 18 (0) (18,4 %)

Tabelle 4.9 *Sonographisch detektierte und nicht detektierte Histopathologien des Milzparenchyms.*

Zu jeder sonographisch detektierten Milzraumforderung i. e. S. wurden durchschnittlich 1,2 (56/45) zusätzliche Untersuchungen von weiteren bildgebenden Verfahren durchgeführt. Am häufigsten erfolgte hierzu der Einsatz der Computertomographie, gefolgt von der Magnetresonanztomographie. Die nuklearmedizinischen Bildgebungsverfahren spielten in der weiterführenden Diagnostik von sonographisch detektierten unifokalen Milzaffektionen und diffusen Infiltrationen nur eine marginale Rolle. Die additiv eingesetzte Computertomographie konnte 90,9 % (40/44) [0,783; 0,975] der sonographisch bereits detektierten Milzaffektionen i. e. S. ebenfalls nachweisen. Für fokale Milzaffektionen lag die Detektionsleistung der additiven Computertomographie bei 88,5 % (23/26) [0,698; 0,976]. Nicht detektiert wurden ein Abszess sowie multiple granulomatöse Veränderungen bei einer Amyloidose und einer Sarkoidose der Milz. Diffuse Milzinfiltrationen, die sonographisch und in der Computertomographie abgeklärt wurden, konnten zu 94,4 % (17/18) [0,727; 0,999] auch computertomographisch nachgewiesen werden. Nicht detektiert wurde eine diffuse Infiltration im Rahmen eines bekannten Non-Hodgkin-Lymphoms vom B-Zell-Typ. Die Magnetresonanztomographie und PET wiesen in allen Fällen ihres additiven Einsatzes eine Sensitivität von 100 % (8/8) [0,631; 1,000] bzw. (4/4) [0,398; 1,000] auf.

Pro sonographisch nicht detektierte Milzveränderung wurden durchschnittlich 1,1 zusätzliche Untersuchungen von anderen bildgebenden Verfahren durchgeführt. Der additive Einsatz dieser Untersuchungsmodalitäten erfolgte im Mittel 1,1 Tage nach unauffälliger Sonographie. 66,7 % (2/3) [0,094; 0,992] der von der Sonographie in subkapsulärer Lage nicht detektierten fokalen Milzläsionen konnten von der weiterführenden Computertomographie entdeckt werden. Nicht von der Computertomographie erfasst wurde ein Hämangiom. Die zusätzliche Detektionsleistung der Computertomographie für diffuse Milzprozesse betrug in diesem Zusammenhang 50 % (4/8) [0,157; 0,843], nicht detektiert wurden diffuse Milzinfiltrationen von drei myeloproliferativen Syndromen und eine diffuse, regressiv veränderte Induration des Parenchyms. Die Magnetresonanztomographie und nuklearmedizinischen Bildgebungsverfahren konnten alle sonographisch nicht detektierten Milzaffektionen i. e. S. sicher nachweisen.

Die Gesamt-Sensitivität bildgebender Verfahren, die bei sonographisch nicht detektierten Milzveränderungen i. e. S. zusätzlich zu deren Nachweis eingesetzt wurden, betrug 93,4 % ([62+9]/76) [0,853; 0,978]. Insgesamt konnten so zusätzlich 11,8 % (9/76 = 93,4 % (71/76) - 81,6 % (62/76)) der durch die Sonographie nicht detektierten Raumforderungen i. e. S. durch den Einsatz von mindestens einem weiteren bildgebenden Verfahren detektiert werden.

4.2.2.2.2 Diagnostik

Im Interkostalschnitt ist die Milz als nahezu dreieckig konfiguriertes Organ einsehbar. Typisch für das nicht alterierte Parenchym ist eine echoarme, homogene Binnenstruktur. Hilusnahe vaskuläre Strukturen lassen sich zuweilen als feine, helle Doppelechos abgrenzen. Der Milzhilus ist mit Ausnahme von adipösen Patienten meist gut einsehbar.

Kriterien zur sonomorphologischen Charakterisierung von fokalen Raumforderungen der Milz sind:

Lokalisation	subkapsulär, intraparenchymatös
Metrische Daten	Durchmesser, Fläche, Volumen
Begrenzung	glattrandig, unscharf, irregulär, polyzyklisch
Form	rund, oval, keilförmig, sichelförmig
Ausbreitungsmuster	Fokal: solitär/singulär, multipel
	Diffus: rein diffus, diffus-nodulär, „bulky-formation"
Echogenität	Fokal: echoreich (hyperreflektiv zum angrenzenden Milzparenchym), echoarm (hyporeflektiv zum angrenzenden Milzparenchym), echofrei, komplexstrukturiert
	Diffus: (fleckig) inhomogen
Dorsales Schallverhalten	verstärkt, abgeschwächt, fehlend
Vaskularisationsgrad, Flussverhalten, Kontrastmittelaufnahmeverhalten	verstärkt, abgeschwächt, fehlend
Beziehung zu Nachbarstrukturen	perforierend, penetrierend, komprimierend, okkludierend, obstruierend, arrodierend, infiltrierend, berührend

Tabelle 4.10 *Sonographische Kriterien zur Beurteilung von fokalen Milzläsionen.*

Zu unterscheiden ist zwischen echofreien, echoarmen (hyporeflektiv zum angrenzenden Milzparenchym), echoreichen (hyperreflektiv zum angrenzenden Milzparenchym), isoechogenen und komplexstrukturierten fokalen Raumforderungen. Bei diffusem Befall ist eine feinfleckige Strukturinhomogenität des gesamten Organs oder von Teilen davon charakteristisch.

87,1 % (54/62) der 62 Milzaffektionen i. e. S., die von der Sonographie detektiert wurden, wurden korrekt verdachts- bzw. artdiagnostiziert. Der Einfluss klinischer oder bildgebender Informationen auf die (Art-)Diagnostik blieb in dieser Studie unberücksichtigt. Detektierte fokale Raumforderungen i. e. S. wurden in 84,6 % (33/39) der Fälle - ungeachtet eines Kontrastmitteleinsatzes - richtig artdiagnostisch eingeordnet. Fehldiagnosen erfolgten zu histologisch verifizierten Hämangiomen als Zysten sowie zu zystoiden Metastasen eines bekannten Adeno-Karzinoms des Kolons als benigne/blande Zysten. 91,3 % der histologisch nachgewiesenen diffusen Milzinfiltrationen wurden in der vorausgegangenen detektierenden Sonographie korrekt mit diffusem Infiltrationsmuster beschrieben. Eine Artdiagnostik der diffus-nodulären Infiltrate erfolgte nicht. Der diagnostische Einsatz der Sonographie erfolgte hier gewöhnlich zur Verlaufsbeobachtung der Dynamik der Noduli/Nodi und zur Bestimmung der metrischen Daten der infiltrierten, meist vergrößerten Milz. Milzaffektionen i. w. S. wurden zu 77,8 % (14/18) korrekt als Hämatome und Infarkte artdiagnostiziert. Fehldiagnosen erfolgten in Form von Zysten, inflammatorischen, abszedierenden und vaskulären Prozessen. Insgesamt ließen sich 85 % (68/80) aller fokalen und diffusen Milzaffektionen korrekt artdiagnostizieren und mit diffusem Infiltrationsmuster einordnen.

Die Diagnostik eines histologisch unauffälligen Milzparenchyms erforderte durchschnittlich 1,6 (56/35) sonographische Untersuchungen. In histologisch unauffälligen Milzen wurde in den vorausgegangenen sonographischen Untersuchungsgängen zwei Mal fälschlicherweise eine Veränderung des Parenchyms festgestellt. Dabei war ein suspektes Areal ohne Verwendung von Kontrastmittel als Zyste und ein Areal unter Verwendung von Ultraschallkontrastmittel als Hämangiom fehldiagnostiziert worden.

Unter Einsatz der Ultraschallkontrastmittel Levovist® und Sonovue® war eine Diagnostik von allen elf der mit Ultraschallkontrastmitteln abgeklärten fokalen und diffusen Milzveränderungen i. e. und i. w. S. im Sinne einer beschreibenden, Art- oder Verdachtsdiagnostik möglich. Fehldiagnosen erfolgten nicht. Ein alleiniger Einsatz von Ultraschallkontrastmittel ohne zusätzliche konventionelle Untersuchung(en) fand nicht statt. Der Kontrastmitteleinsatz erfolgte ausschließlich nach Durchführung von mindestens einer konventionellen Sonographie. Dadurch konnte zumeist eine Verbesserung der diagnostischen Leistungen erzielt werden. In drei von elf Fällen (27,3 %) wurde die kontrastmittelverstärkte Sonographie zur bestätigenden Detektion von zuvor mittels nativer Untersuchungen im B-Mode bereits detektierten

Raumforderungen eingesetzt, allerdings wurden nur beschreibende Diagnosen erstellt. In den restlichen 72,7 % (8/11) der unter Kontrastmitteleinsatz detektierten Milzaffektionen erfolgte eine Art- oder Verdachtsdiagnostik. Eine von der konventionellen Sonographie nicht detektierte unifokale Raumforderung i. e. S. konnte jedoch bei entsprechendem Verdacht mit Hilfe von Ultraschallkontrastmittel detektiert werden. In den nativen Ultraschalluntersuchungen dagegen wurden nur beschreibende oder Verdachtsdiagnosen gestellt. Definitive Aussagen über die Dignität oder Art der suspekten Milzveränderungen erfolgten nicht.

Die sonographische Darstellbarkeit des Ausbreitungsmusters von fokalen Milzläsionen war in der vorliegenden Studie von der Anzahl der Foki im Milzparenchym abhängig. Von 56 sonographisch detektierten fokalen Milzveränderungen konnten 87,5 % (49/56) auch als fokale Alteration des Parenchyms diagnostiziert werden, d. h. Raumforderungen mit histologisch verifizierter unifokaler Milzmanifestation wurden korrekt als unifokale Milzaffektion in 93,2 % (41/44) der Fälle und Raumforderungen mit histologisch verifizierter multifokaler Verteilung wurden korrekt als multifokale Milzaffektion in 66,7 % (8/12) der Fälle beschrieben. Bei diffusen Raumforderungen konnte sonographisch in 16,7 % (4/24) der Fälle ein diffuses Infiltrationsmuster der Milz bestätigt werden.

Eine Zusammenfassung der diagnostischen Leistungen der Sonographie zeigt folgende Tabelle:

Histopathologien der Milz	Richtig positive Ergebnisse (mit KM)		
	Anzahl	davon mit richtiger Verdachts- und/ oder Artdiagnose	davon mit falscher Verdachts- und/oder Artdiagnose = Fehldiagnose
Unifokale Milzläsionen			
Abszess	4	4	0
Hämangiom	9 (3)	5 (3)	4: 2x Zyste 1x AML 1x Metastase eines Adeno-Ca
Hämangiosarkom	1	1	0
Hamartom	1	1	0
Metastase	3	2	1: 1x Zyste
Verkalkungsherd	1	1	0
Zyste	9 (1)	9 (1)	0
	E 28 (4) (100 %)	E 23 (4) (82,1 %)	E 5 (0) (17,9 %)

Histopathologien der Milz	Anzahl	Richtig positive Ergebnisse (mit KM)	
		davon mit richtiger Verdachts- und/ oder Artdiagnose	davon mit falscher Verdachts- und/oder Artdiagnose = Fehldiagnose
Multifokale Milzläsionen			
Abszesse	2	2	0
Amyloidose	1	1	0
Gamna-Gandy-Körperchen	1	1	0
Hämangiomatose	1 (1)	1 (1)	0
Multifokale Induration des Parenchyms	1	1	0
Metastasen	2 (1)	1 (1)	1: 1x Zysten (bei Dottersack-Tumor)
Sarkoidose	1	1	0
Zysten	2 (1)	2 (1)	0
	E 11 (3) (100 %)	E 10 (3) (90,1 %)	E 1 (0) (9,1 %)
Diffuse Milzläsionen			
M. Hodgkin	1	1	0
NHL vom B-Zell-Typ	20 (3)	17 (3)	2: 1x Abszess 1x Echinokokkuszyste
Leukose	1	1	0
MPS	1	1	0
	E 23 (3) (100 %)	E 21 (3) (91,3 %)	E 2 (0) (8,7 %)
Hämatome der Milz			
unifokal	15 (1)	13 (1)	2: 1x Infarkt 1x Zyste
multifokal	1	1	0
diffus	1	0	1: 1x Abszess
frisch	15 (1)	13 (1)	2: 1x Abszess 1x Infarkt
in Organisation	2	1	1: 1x Zyste
	E 17 (1) (100 %)	E 14 (1) (82,3 %)	E 3 (0) (17,7 %)
Infarkte der Milz			
unifokal	1	0	1: 1x Zyste
frisch	1	0	1: 1x Zyste
	E 1 (0) (100 %)	E 0	E 1 (0)
Gesamt	E 80 (11) (100 %)	E 68 (11) (85 %)	E 12 (0) (15 %)

Tabelle 4.11 *Diagnosen und Fehldiagnosen von detektierten Milzläsionen in der Sonographie.*

4.2.2.3 Computertomographie

4.2.2.3.1 Detektionsleistungen

Der arithmetische Mittelwert des Zeitintervalls vom Tag der zuletzt und singulär durchgeführten, detektierenden computertomographischen Untersuchung bis zur Splenektomie oder Probebiopsie des Milzparenchyms mit histologisch nachgewiesenen fokalen Milzaffektionen i. e. S. betrug vier Tage (zwei Tage für unifokale Raumforderungen, sechs Tage für multifokale Raumforderungen) und für diffuse Milzinfiltrationen sechs Tage. Das durchschnittliche Zeitintervall vom Tag der letzten, unauffälligen computertomographischen Untersuchung bis zum Tag des darauf folgenden, additiven, detektierenden bildgebenden Verfahrens betrug für Milzen mit fokalen Milzläsionen i. e. S. 14,5 Tage. Ein Non-Hodgkin-Lymphom der B-Zell-Reihe wurde am gleichen Tag nach erfolglosem Einsatz der Computertomographie von der darauf folgenden Sonographie entdeckt. Das durchschnittliche Zeitintervall vom Tag eines unauffälligen, singulären computertomographischen Scans bis zur Splenektomie bzw. Probebiopsie betrug zehn Tage.

Das absolute Minimum der histologischen Fläche, die von der Computertomographie in dieser Studie detektiert wurde, betrug für fokale Raumforderungen 0,1 cm² (d: 0,4 cm) und für diffus-noduläre Milzinfiltrationen 0,2 cm² (d: 0,5 cm). Computertomographisch nicht detektierte Milzaffektionen wiesen in den histologischen Befunden eine durchschnittliche Fläche von 1,2 cm² (d: 1,2 cm) auf.

Zu 142 Milzpräparaten erfolgte vor der Splenektomie oder Probebiopsie eine computertomographische Abklärung. Die Fallzahl war damit ausreichend, um die in 3.4 erläuterten Validitäts- und Güteparameter der Computertomographie ermitteln und auf Signifikanz überprüfen zu können. Bei einer Eintrittswahrscheinlichkeit für den Fehler 1. Art von $p < 0{,}01$ auf dem Signifikanzniveau $\alpha = 0{,}05$ (hoch signifikantes Ergebnis) und einem festgelegten Cut-Off-Zeitpunkt X_c von 20 Tagen wurden folgende durchschnittliche Relativwerte für die Validitätsparameter nach dem Chi-Quadrat-Test ohne *Yates*-Stetigkeitskorrektur ermittelt:

Validitätsparameter	Relativwert	95% KI unten	95% KI oben
p < 0,01 auf α = 0,05			
Positiver Prädiktivwert	0.97531	0.92070	0.99560
Negativer Prädiktivwert	0.78689	0.71438	0.81383
Sensitivität	0.85870	0.81062	0.87656
Spezifität	0.96000	0.87154	0.99287

Tabelle 4.12 *Kumulierte Relativwerte und 95%-Konfidenzintervalle der Validitätsparameter der Computertomographie in der Detektion von Milzläsionen.*

Die Gesamtsensitivität der Computertomographie bei der Detektion von histologisch nachgewiesenen Milzraumforderungen betrug ohne differenzierte Berücksichtigung eines Kontrastmitteleinsatzes bei p < 0,01 auf dem Signifikanzniveau α = 0,05 85,9 % (79/92) [0,8106; 0,8765]. 50 von 61 Milzraumforderungen i. e. S. wurden bei der computertomographischen Abklärung detektiert. Elf Milzaffektionen i. e. S. entzogen sich dem Nachweis. Die Detektionsleistung bezüglich fokaler Raumforderungen betrug 82,4 % (28/34) [0,655; 0,932]. Die Sensitivität für die Detektion von unifokalen Milzaffektionen lag bei 81,8 % (18/22) [0,597; 0,948] sowie von multifokalen Raumforderungen bei 83,3 % (10/12) [0,516; 0,978]. Für den Nachweis von diffusen Milzinfiltraten wies die Computertomographie eine Sensitivität von 81,5 % (22/27) [0,619; 0,937] auf. Die Gesamtsensitivität der Computertomographie bei der Detektion von histologisch nachgewiesenen Milzaffektionen i. e. S. betrug 82 % (50/61) [0,700; 0,906].

Zur Abklärung von insgesamt sieben histologisch nachgewiesenen Raumforderungen (11,4 % aller CT-Scans bei Milzaffektionen i. e. S.) kam kein Kontrastmittel zum Einsatz, dabei handelte es sich um zwei Zysten, ein Hämangiom, eine Milzaffektion in Form von Sarkoidose-Granulomen, ein myeloproliferatives Syndrom sowie je eine Milzaffektion in Form von eosinophilen Granulomen und *Gamna-Gandy*-Körperchen). Vier dieser sieben Milzaffektionen wurden nativ detektiert werden. Dies entsprach einer relativen Nachweisbarkeitsrate von 57,1 % (4/7) [0184; 0,901]. Unter ausschließlichem Einsatz von Kontrastmittel wurden 85,2 % (46/54) [0,729; 0,934] der Milzaffektionen i. e. S. detektiert.

Die Sensitivität in der Detektion von Hämatomen war bei einer Fallzahl von insgesamt 31 Läsionen mit 95,8 % (23/24) [0,789; 0,999] höher als für Infarkte, die zu 85,7 % (6/7) [0,421; 0,996] von der Computertomographie nachgewiesen werden konnten. Ein Kontrastmitteleinsatz erfolgte in 25 Fällen (80,6 % aller CT-Scans zu

Milzaffektionen i. w. S.). Es konnten 24 Milzläsionen detektiert werden. Dies entsprach einer Sensitivität von 96 % (24/25) [0,796; 0,999]. In sechs Fällen wurde auf den Einsatz von Kontrastmittel verzichtet (19,4 % aller CT-Scans zu Milzaffektionen i. w. S.). Fünf Läsionen konnten detektiert werden, was einer Sensitivität von 83,3 % (5/6) [0,359; 0,996]) entsprach. Ein Gesamtnachweis von Milzaffektionen i. w. S. erfolgte ohne differenzierte Berücksichtigung eines Kontrastmitteleinsatzes in 93,5 % (29/31) [0,786; 0,992] der Fälle. Ein signifikanter Unter-schied in den Detektionsleistungen der Nativ-CT und kontrastmittelunterstützten CT-Scans lag nicht vor ($p > 0,05$).

Die Spezifität der Computertomographie betrug ohne differenzierte Berücksichtigung eines Kontrastmitteleinsatzes 96 % (48/50) [0,8715; 0,9928]. Bei insgesamt 50 histologisch aufgearbeiteten Milzpräparaten, zu denen vorausgegangene CT-Scans vorlagen, konnten computertomographisch in 48 Fällen korrekterweise keine Raumforderungen oder Läsionen festgestellt werden. In zwei Fällen reagierte die Computertomographie positiv, obwohl keine histologische Bestätigung erfolgte. 4 % aller Splenektomien und Probebiopsien wurden aufgrund eines vorangegangenen falsch-positiven computertomographischen Nachweises von fokalen Milzherden durchgeführt. Die A-posteriori-Wahrscheinlichkeit für ein positives histologisches Ergebnis bei positivem CT-Scan betrug 97,5 % [0,9207; 0,9956], d. h. in 97,5 % der Fälle konnte die Untersuchung eines Splenektomie- oder Biopsiepräparates der Milz durch den Pathologen den bildgebenden Nachweis einer Raumforderung oder Läsion des Milzparenchyms bestätigen. Im Vergleich dazu besaß die Computertomographie eine Prädiktion von 78,7 % [0,7143; 0,8138] für ein negatives histologisches Ergebnis bei negativem Bildgebungsbefund. Bei rund einer von vier, in der Computertomographie nicht nachgewiesenen fokalen Milzaffektionen musste somit bei der histologischen Aufarbeitung trotzdem mit deren Nachweis gerechnet werden. Die Gesamt-Likelihood-Ratio des positiven Testergebnisses betrug 21,5, die des negativen Testergebnisses 0,15. Die Wahrscheinlichkeit dafür, dass ein positiver bildgebender Befund auch histologisch bestätigt wurde, war somit 21 Mal höher als eine histologische Nichtbestätigung. Die Computertomographie eignete sich damit in der vorliegenden Studie als exzellentes Instrument zum Nachweis von Milzläsionen.

Eine differenzierte Zusammenfassung der Detektionsergebnisse der Computertomographie geben die folgenden Tabellen:

Validitätsparameter	Milzläsionen im engeren Sinne					Milzläsionen im weiteren Sinne		
	Fokale n = 34	Uni-fokale n = 22	Multi-fokale n = 12	Diffuse Infiltrate n = 27	Σ n = 61	Hämatome n = 24	Infarkte n = 7	Σ n = 31
	Raumforderungen							
Cut-Off X_c [die]	20					Cut-Off X_c nicht festgelegt		
Sensitivität [%]	82,4	81,8	83,3	81,5	82	95,8	85,7	93,5
Gesamt-Sensitivität [%]	85,9							
Spezifität [%]	96							
Positiver prädiktiver Wert [%]	97,5							
Negativer prädiktiver Wert [%]	78,7							
Likelihood-Ratio des positiven Testergebnisses	20,6	20,5	20,8	20,4	20,5	24	21,4	23,4
Gesamt-Likelihood-Ratio des positiven Testergebnisses	21,5							
Likelihood-Ratio des negativen Testergebnisses	0,18	0,19	0,17	0,19	0,19	0,04	0,15	0,07
Gesamt-Likelihood-Ratio des negativen Testergebnisses	0,15							

Tabelle 4.13 *Prozentuale Höhe* der *Relativwerte der Validitätsparameter der Computertomographie in der Detektion von Milzläsionen.*

Histopathologien der Milz	Anzahl	Richtig positive Ergebnisse (mit KM)	Falsch negative Ergebnisse (mit KM)
Unifokale Milzläsionen			
Abszess	2	2 (2)	0
Hämangiom	11	8 (8) (72,7 %)	3 (2) (26,3 %)
Lymphangiom	1	0	1 (1)
Metastase	1	1 (1)	0
Verkalkungsherd	1	1 (1)	0
Zyste	6	6 (4)	0
	E 22 (19) (100 %)	E 18 (16) (81,8 %)	E 4 (3) (18,2 %)
Multifokale Milzläsionen			
Abszesse	1	1 (1)	0
Amyloidose	1	0	1 (1)
Eosinophile Granulome	1	1	0
Gamna-Gandy-Körperchen	1	1	0
Hämangiomatose	1	1 (1)	0
Multifokale Induration des Parenchyms	1	1 (1)	0
Lymphangiektasien	1	1 (1)	0
Metastasen	2	2 (2)	0
Sarkoidose	2	1 (1) (50 %)	1 (50 %)
Zysten	1	1 (1)	0
	E 12 (9) (100 %)	E 10 (8) (83,3 %)	E 2 (1) (16,7 %)
Diffuse Milzläsionen			
M. Hodgkin	1	1 (1)	0
NHL vom B-Zell-Typ	16	15 (15) (93,8 %)	1 (1) (6,2 %)
NHL vom T-Zell-Typ	2	2 (2)	0
Leukose	2	2 (2)	0
MPS	5	2 (2) (40 %)	3 (2) (60 %)
Diffuse Parenchymindurationen	1	0	1 (1)
	E 27 (26) (100 %)	E 22 (22) (81,5 %)	E 5 (4) (18,5 %)
Hämatome der Milz			
unifokal	16	16 (14)	0
multifokal	3	3 (2)	0
diffus	5	4 (3) (80%)	1 (1) (20%)
frisch	22	21 (17) (95,5%)	1 (1) (4,5%)
in Organisation	2	2 (2)	0
	E 24 (20) (100 %)	E 23 (19) (95,8 %)	E 1 (1) (4,2 %)
Infarkte der Milz			
unifokal	5	5 (4)	0
multifokal	2	1 (1) (50%)	1 (50%)
frisch	4	4 (3)	0
in Organisation	3	2 (2) (66,7%)	1 (33,3%)
	E 7 (5) (100%)	E 6 (5) (85,7%)	E 1 (0) (14,3%)
Gesamt	E 92 (79) (100 %)	E 79 (70) (85,9 %)	E 13 (9) (14,1%)

Tabelle 4.14 *Computertomographisch detektierte und nicht detektierte Histopathologien des Milzparenchyms.*

Zu jeder computertomographisch detektierten Milzraumforderung i. e. S. wurden durchschnittlich 1,3 (58/46) zusätzliche Untersuchungen von weiteren bildgebenden Verfahren durchgeführt. Die Sonographie kam am häufigsten zum Einsatz, gefolgt von der Magnetresonanztomographie und schließlich der Positronen-Emissions-Tomographie. Die additiv eingesetzte Sonographie konnte in 84,8 % der Fälle (39/46) [0,711; 0,937] die computertomographisch bereits detektierten Milzaffektionen i. e. S. verifizieren. Die additive Detektionsleistung der Sonographie für fokale Milzaffektionen im Speziellen, die auch computertomographisch detektiert wurden, lag bei 88,5 % (23/26) [0,698; 0,976]. Sonographisch nicht detektiert wurden eine solitäre Metastase, multipel im Milzparenchym verteilte *Gamna-Gandy*-Körperchen bei bekannter Hämochromatose sowie multiple zystische Lymphangiektasien. Diffuse Milzinfiltrationen, die computertomographisch detektiert wurden, wurden in 80 % (16/20) der Fälle auch sonographisch nachgewiesen. Nicht von der Sonographie detektiert wurden je ein diffuser Milzbefall seitens eines Non-Hodgkin-Lymphoms der B- und T-Zell-Reihe, eine diffus infiltrierende Leukose sowie ein diffus infiltrierendes myeloproliferatives Syndrom. Die Magnetresonanztomographie und Positronen-Emissions-Tomographie wiesen in allen Fällen ihres additiven Einsatzes eine Detektionsleistung von 100 % (8/8 bzw. 4/4) [0,631; 1,000] bzw. [0,398; 1,000] auf.

Zwei von insgesamt elf von der Computertomographie nicht detektierten Milzraumforderungen i. e. S. wurden ausschließlich von diesem bildgebenden Verfahren abgeklärt. Zur weiterführenden Abklärung der restlichen neun computertomographisch nicht erfassten Milzveränderungen i. e. S. wurde die Sonographie als einziges additives bildgebendes Verfahren eingesetzt. Der Einsatz erfolgte durchschnittlich zehn Tage nach unauffälligem computertomographischen Befund. Vier Mal wurde die Sonographie zur Abklärung von Milzen mit computertomographisch nicht detektierten fokalen Raumforderungen eingesetzt, fünf Mal bei computertomographisch nicht detektierten diffusen Milzinfiltrationen. Dabei konnten 44,4 % (4/9) der neun computertomographisch nicht detektierten Milzläsionen zusätzlich nachgewiesen werden. Fünf Milzveränderungen entzogen sich auch hier dem sonographischen Nachweis: ein Hämangiom, drei diffuse Infiltrationen durch ein myeloproliferatives Syndrom und eine diffuse Parenchyminduration. 75 % (3/4) der computertomographisch nicht detektierten fokalen Milzprozesse konnten so noch mit Hilfe eines zusätzlichen Einsatzes der Sonographie detektiert werden. Diffuse Milzinfiltrationen, die zuvor durch CT-Scans nicht erfasst werden konnten, wurden von der additiven Sonographie in 20 % der Fälle (1/5) nachgewiesen. 80 % (4/5) der computertomographisch nicht detektierten Milzinfiltrationen konnten somit trotz zusätzlichem Einsatz der Sonographie nicht detektiert werden.

Unter additivem Einsatz der Sonographie konnte damit die Gesamtdetektionsleistung für Milzaffektionen i. e. S. folgendermaßen verändert werden: Von den neun computertomographisch nicht detektierten Raumforderungen i. e. S., zu deren Abklärung die Sonographie zusätzlich zum Einsatz kam, konnten vier Milzaffektionen i. e. S. detektiert werden. Fünf Raumforderungen konnten trotz weiterführender sonographischer Abklärung nicht nachgewiesen werden. 5,6 % (91,5 % (50+4/59) - 85,9 % (50/59)) der von der Computertomographie primär nicht detektierten Milzaffektionen i. e. S wurden unter additivem Einsatz der Sonographie als einziges weiteres bildgebendes Verfahren sekundär detektiert.

4.2.2.3.2 Diagnostik

Die Milz weist eine nahezu trianguläre Geometrie auf. Das Parenchym hat in den Nativaufnahmen eine homogene Dichte von ca. 40 - 50 HE und stellt sich gegenüber dem Leberparenchym hypodens (im Durchschnitt ca. 5 - 8 HE) dar. Veränderungen der Dichterelation von Leber- und Milzparenchym sind in der Regel auf Lebererkrankungen zurückzuführen. Beispielsweise erscheint das Milzparenchym bei diffuser Leberverfettung und Fettleber, primärer Hämochromatose und Sichelzellanämie der Leber hyperdenser gegenüber dem Leberparenchym. Die kraniokaudale Ausdehnung der Milz umfasst unter physiologischen Bedingungen 10 - 12 cm, die Breite 6 - 8 cm und die Dicke 3 - 5 cm [2, 54].

Kriterien zur computertomographischen Charakterisierung von fokalen Raumforderungen der Milz sind:

Lokalisation	subkapsulär, intraparenchymatös
Metrische Daten	Durchmesser, Fläche, Volumen
Begrenzung	glattrandig, unscharf, irregulär, polyzyklisch
Form	rund, oval, keilförmig, sichelförmig
Ausbreitungsmuster	Fokal: solitär/singulär, multipel
	Diffus: rein diffus, diffus-nodulär, „bulky formation"
Dichtewerte	hypodens (geringere Dichte als das umgebende Milzparenchym), hyperdens (höhere Dichte als das umgebende Milzparenchym), isodens (gleiche Dichte wie das umgebende Milzparenchym)
Vaskularisationsgrad, Kontrastmittelaufnahmeverhalten	verstärkt, abgeschwächt, fehlend
Beziehung zu Nachbarstrukturen	perforierend, penetrierend, komprimierend, okkludierend, obstruierend, arrodierend, infiltrierend, berührend

Tabelle 4.15 *Computertomographische Kriterien zur Beurteilung von fokalen Milzläsionen.*

Zu unterscheiden sind hypodense, isodense, hyperdense und komplexstrukturierte fokale Raumforderungen. Bei diffusem Befall ist eine feinfleckige Strukturinhomogenität des gesamten Organs oder von Teilen davon charakteristisch.

Insgesamt wurden 78,5 % (62/79) aller detektierten Milzläsionen i. e. und i. w. S. korrekt verdachts- oder artdiagnostiziert. 21,5 % (17/79) der im Milzparenchym detektierten Milzläsionen wurden dabei artdiagnostisch eingegrenzt, insbesondere multipel im Milzparenchym auftretende Herde. Zu 67,9 % (19/28) aller detektierten fokalen Milzveränderungen i. e. S. wurde eine korrekte Verdachts- oder Artdiagnose gestellt. Drei angiomatöse, partiell fibrosierte Alterationen des Milzparenchyms wurden als granulomatöse Veränderungen und sechs benigne fokale Läsionen i. e. S. bei bekannter maligner Grunderkrankung mit potentieller Milzbeteiligung als Metastasen dieser Tumoren fehldiagnostiziert. Diffuse Milzinfiltrationen konnten zu 83,4 % (19/22) korrekt mit diffusem Infiltrationsmuster bestätigt werden. Eine artdiagnostische Zuordnung war nur möglich, wenn im Anforderungsschein zur aktuellen Untersuchung klinische und/oder bildgebende Angaben über eine mögliche oder bereits bekannte, stattgehabte Milzinfiltration vorlagen. Drei Mal wurde dazu fälschlicherweise die Diagnose „Infarkt" bzw. „Hämatom der Milz" gestellt. Detektierte echte Milzläsionen wurden in 82,8 % (24/29) der Fälle korrekt als Läsionen artdiagnostiziert. Zwei frische und zwei in Organisation befindliche Hämorrhagien wurden als infektiös-septische bzw. zystische Areale fehldiagnostiziert. In zwei Milzen, in denen histologisch keine Foci nachgewiesen werden konnten, wurden fälschlicherweise diffus infiltrierende Prozesse diagnostiziert.

Zur Abklärung von sechs Milzaffektionen wurde neben einer Nativ-Diagnostik auch Kontrastmittel eingesetzt. In allen sechs Fällen war nach einer nativen CT-Diagnostik mit Hilfe eines Kontrastmitteleinsatzes eine Verdachts- oder Artdiagnose möglich. Im Falle von zwei dieser sechs Milzaffektionen (33,3 %) verschlechterten sich allerdings unter Kontrastmitteleinsatz im Vergleich zur Nativdiagnostik die diagnostischen Leistungen. In den restlichen 66,7 % (4/6) der zusätzlich unter Kontrastmitteleinsatz detektierten Milzaffektionen war eine Verbesserung oder zumindest Bestätigung der diagnostischen Leistungen der nativen Computertomographie möglich. Eine von der nativen Computertomographie nicht detektierte diffuse Milzinfiltration i. e. S. konnte artdiagnostiziert werden. Ein signifikanter Unterschied in den diagnostischen Leistungen der Computertomographie mit und ohne Einsatz von Kontrastmittel lag nicht vor ($p > 0,05$).

Die Möglichkeit zur computertomographischen Darstellung des Ausbreitungsmusters von Milzaffektionen war in der vorliegenden Studie von der Anzahl der Foki im Milzparenchym abhängig. Von 53 computertomographisch detektierten fokalen Milzveränderungen konnten 83 % (44/53) auch als fokale Alteration des Parenchyms diagnostiziert werden: unifokale Raumforderungen in 71,4 % (35/49) der Fälle, multifokale Raumforderungen in 71,4 % (10/14) der Fälle und diffuse Milzinfiltrationen zu 30,8 % (8/26).

Eine Zusammenfassung der diagnostischen Leistungen der Computertomographie zeigt folgende Tabelle:

Histopathologien der Milz		Richtig positive Ergebnisse (mit KM)	
	Anzahl	davon mit richtiger Verdachts- und/ oder Artdiagnose	davon mit falscher Verdachts- und/oder Artdiagnose = Fehldiagnose
Unifokale Milzläsionen			
Abszess	2 (2)	2 (2)	0
Hämangiom	8 (8)	4 (4)	4 (4): 1x fokales Lymphom 1x fokale AML 2x Granulom oder verkalktes Hämatom (bei fibrosiertem Hämangiom)
Metastase	1 (1)	1 (1)	0
Verkalkungsherd	1 (1)	1 (1)	0
Zyste	6 (4)	6 (4)	0
	E 18 (16) (100 %)	E 14 (12) (87,8 %)	E 4 (4) (22,2 %)
Multifokale Milzläsionen			
Abszesse	1 (1)	1 (1)	0
Eosinophile Granulome	1	0	1: 1x niedrigmalignes MALT-Lymphom
Gamna-Gandy-Körperchen	1	1	0
Hämangiomatose	1 (1)	0	1 (1) : 1x multiple Granulome oder Lymphome
Multifokale Induration des Parenchyms	1 (1)	0	1 (1): 1x Metastasen, Lymphom oder Inflammation
Lymphangiektasien	1 (1)	0	1 (1): 1x Metastasen eines Rectum-Ca
Metastasen	2 (2)	2 (2)	0
Sarkoidose	1 (1)	1 (1)	0
Dysontogenetische Zysten	1 (1)	0	1 (1): 1x Metastasen eines Nierentumors unklarer Dignität
	E 10 (8) (100 %)	E 5 (4) (50 %)	E 5 (4) (50 %)

Histopathologien der Milz		Richtig positive Ergebnisse (mit KM)	
	Anzahl	davon mit richtiger Verdachts- und/ oder Artdiagnose	davon mit falscher Verdachts- und/oder Artdiagnose = Fehldiagnose
Diffuse Milzläsionen			
M. Hodgkin	1 (1)	1 (1)	0
NHL vom B-Zell-Typ	15 (15)	14 (14)	1 (1): 1x Infarkt
NHL vom T-Zell-Typ	2 (2)	2 (2)	0
Leukose	2 (2)	1 (1)	1 (1): 1x Multiple Infarkte
MPS	2 (2)	1 (1)	1 (1): 1x Hämatom
	E 22 (22) (100 %)	E 19 (19) (83,4 %)	E 3 (3) (16,6 %)
Hämatome der Milz			
unifokal	16 (14)	13 (11)	3 (3): 1x Multiple infektiöse Herde 2x Zyste
multifokal	3 (2)	2 (1)	1 (1): 1x Multiple septische Herde
multifokal	3 (2)	2 (1)	1 (1): 1x Multiple septische Herde
diffus	4 (3)	4 (3)	0
frisch	21 (17)	19 (15)	2 (2): 1x Multiple infektiöse Herde 1x Multiple septische Herde
in Organisation	2 (2)	0	2 (2): 1x Zyste 1x Zyste (bei pseudozystisch umgewandeltem Hämatom)
	E 23 (19) (100 %)	E 19 (15) (82,6 %)	E 4 (4) (17,4 %)
Infarkte der Milz			
unifokal	5 (4)	4 (3)	1 (1): 1x Unklarer Tumor
multifokal	1 (1)	1 (1)	0
frisch	4 (3)	3 (2)	1 (1): 1x Unklarer Tumor
in Organisation	2 (2)	2 (2)	0
	E 6 (5) (100 %)	E 5 (4) (83,3 %)	E 1 (1) (16,7 %)
Gesamt	E 81 (72) (100 %)	E 72 (54) (88,9 %)	E 19 (18) (11,1 %)

Tabelle 4.16 *Diagnosen und Fehldiagnosen von detektierten Milzläsionen in der Computertomographie.*

4.2.2.4 Magnetresonanztomographie

4.2.2.4.1 Detektionsleistungen

Das durchschnittliche Zeitintervall vom Tag der Durchführung der magnetresonanztomographischen Untersuchung bis zur Splenektomie oder Probebiopsie des Milzparenchyms betrug für Milzen mit fokalen Raumforderungen ca. 25 Tage und mit multifokalen Raumforderungen ca. 150 Tage. Das absolute Minimum der histologischen Fläche von fokalen Raumforderungen, die in der vorliegenden Studie von der Magnetresonanztomographie detektiert wurden, betrug 0,8 cm² (d: 1,0 cm) und von diffus-nodulären Milzinfiltrationen 0,5 cm² (d: 0,8 cm). Ohne Berücksichtigung eines Cut-Off-Zeitpunktes X_c zur diagnostischen Abklärung der 13 magnetresonanztomographisch untersuchten Milzen wurden durchschnittlich 1,2 MR-Scans durchgeführt.

Zu 13 magnetresonanztomographischen Untersuchungen des Milzparenchyms lagen histologische Gutachten vor. Die Fallzahl war zwar ausreichend, um die in 3.4 erläuterten Validitäts- und Güteparameter der Magnetresonanztomographie zu ermitteln, statistisch signifikante Aussagen über die erhaltenen Ergebnisse ließen sich aber aufgrund der zu geringen Fallzahl nicht treffen. Alle magnetresonanztomographischen Untersuchungen wurden unter Einsatz von intravenös appliziertem Kontrastmittel durchgeführt. Bei einer Eintrittswahr-scheinlichkeit für den Fehler 1. Art von $p < 0,01$ auf dem Signifikanzniveau $\alpha = 0,05$ (hoch signifikantes Ergebnis) wurden folgende durchschnittliche Relativwerte der Validitätsparameter nach dem exakten Test nach *Fisher* ermittelt:

Validitätsparameter	Relativwert	95% KI unten	95% KI oben
$p < 0,01$ auf $\alpha = 0,05$			
Positiver Prädiktivwert	0.99476	0.76854	0.99992
Negativer Prädiktivwert	0.90000	0.46791	0.90984
Sensitivität	0.95000	0.73395	0.95492
Spezifität	0.98901	0.51418	0.99983

Tabelle 4.17 *Kumulierte Relativwerte und 95%-Konfidenzintervalle der Validitätsparameter der Magnetresonanztomographie in der Detektion von Milzläsionen.*

Für $p < 0,01$ auf dem Signifikanzniveau $\alpha < 0,05$ betrug die Gesamtsensitivität der Kernspintomographie in der Detektion von Milzläsionen gemittelt über alle histologische Kategorien 95 % (9/9) [0,7339; 0,9549] und die Gesamtspezifität

98,9 % (4/4) [0,5141; 0,9998]. Daraus lässt sich ein positiver prädiktiver Wert von 99,5 % [0,7685; 0,9999] und ein negativer prädiktiver Wert von 90 % [0,4679; 0,9098] ableiten. Das heißt, in nahezu 100 % aller von der Magnetresonanztomographie erfassten Alterationen des Milzparenchyms war auch ein positives histologisches Ergebnis zu erwarten. Die Likelihood-Ratio des positiven Testergebnisses betrug 86,4 und des negativen Testergebnisses 0,05. Die Güte der Detektionsleistung der Magnetresonanztomographie von suspekten Veränderungen des Milzparenchyms kann demzufolge als exzellent bezeichnet werden.

Eine Zusammenfassung der Detektionsleistungen zeigen die beiden folgenden Tabellen:

Validitätsparameter	Milzläsionen im engeren Sinne				
	Fokale n = 5	Unifokale n = 3	Multifokale n = 2	Diffuse Infiltrate n = 4	Σ n = 9
	Raumforderungen				
Cut-Off X_c [die]	Cut-Off X_c nicht festgelegt				
Sensitivität [%]	100	100	100	100	100
Gesamt-Sensitivität [%]	95				
Spezifität [%]	98,9				
Positiver prädiktiver Wert [%]	99,5				
Negativer prädiktiver Wert [%]	90				
Likelihood-Ratio des positiven Testergebnisses	-	-	-	-	-
Gesamt-Likelihood-Ratio des positiven Testergebnisses	86,4				
Likelihood-Ratio des negativen Testergebnisses	-	-	-	-	-
Gesamt-Likelihood-Ratio des negativen Testergebnisses	0,05				

Tabelle 4.18 *Prozentuale Höhe der Validitätsparameter der Magnetresonanztomographie in der Detektion von Milzläsionen.*

Histopathologien der Milz	Anzahl	Richtig positive Ergebnisse (mit KM)	Falsch negative Ergebnisse (mit KM)
Unifokale Milzläsionen			
Hämangiom	2	2 (2)	0
Zyste	1	1 (1)	0
	E 3 (3) (100 %)	E 3 (3)	E 0
Multifokale Milzläsionen			
Abszesse	1	1 (1)	0
Zysten	1	1 (1)	0
	E 2 (2) (100 %)	E 2 (2)	E 0
Diffuse Milzläsionen			
M. Hodgkin	1	1 (1)	0
NHL vom B-Zell-Typ	2	2 (2)	0
Leukose	1	1 (1)	0
	E 4 (4) (100 %)	E 4 (4)	E 0
Gesamt	E 9 (9) (100 %)	E 9 (9)	E 0 (0)

Tabelle 4.19 *Kernspintomographisch detektierte und nicht detektierte Histopathologien des Milzparenchyms.*

Pro magnetresonanztomographisch detektierte Milzraumforderung i. e. S. wurden 2,1 (19/9) zusätzliche Untersuchungen von weiteren bildgebenden Verfahren durchgeführt. Die Sonographie kam am häufigsten zum Einsatz. Dabei konnten alle suspekten fokalen Raumforderungen (n = 5) detektiert und somit das Ergebnis der kernspintomographischen Befunde bestätigt werden. Histologisch erfasste diffuse Milzinfiltrationen wurden zu 75 % (3/4) von der Sonographie als additiv eingesetztes bildgebendes Untersuchungsverfahren neben der MRT detektiert. Die additiv eingesetzte Computertomographie konnte ebenso alle suspekten fokalen und diffusen Milzveränderungen (n = 8) detektieren und damit das Ergebnis der magnetresonanztomographischen Befunde bestätigen. Die Positronen-Emissions-Tomographie konnte beide Milzveränderungen, zu denen sie neben der Magnetresonanztomographie zur weiterführenden Abklärung eingesetzt wurde, bestätigen.

4.2.2.4.2 Diagnostik

Die Milz weist im Gegensatz zur Leber eine längere T1- und T2-Relaxationszeit auf, sodass sie im T1-gewichteten Bild signalärmer und im T2-gewichteten Bild signalintensiver als das Leberparenchym erscheint. Die Gefäße kommen je nach verwendeter Sequenz hell oder dunkel zur Darstellung. Das Nativ-Signal der Milz hat aufgrund des in etwa gleich hohen Protonengehalts die gleiche Signalintensität wie maligne Leberläsionen. Deswegen dient sie unter anderem als Tumor-Signal-Korrelat zur Pulssequenzoptimierung in der Diagnostik von malignen Leberprozessen.

Zu neun von zehn der von der Magnetresonanztomographie abgeklärten Milzaffektionen konnten Verdachts- oder Artdiagnosen gestellt werden, zu drei abgeklärten Milzaffektionen konnten nur beschreibende Diagnosen gestellt werden. Sechs der neun detektierten Milz-affektionen i. e. S. (66,6 %) wurden korrekt verdachts- oder artdiagnostiziert. Zwei Hämangiome wurden als Metastase eines bekannten primären bzw. sekundären Milztumors fehldiagnostiziert, eine diffuse Infiltration eines Non-Hodgkin-Lymphoms vom B-Zell-Typ wurde als granulomatöse Parenchymalteration fehlinterpretiert. Zu einer diffusen Infiltration wurde eine beschreibende Diagnose gestellt.

Die Möglichkeit zur Darstellung des Ausbreitungsmusters der Milzläsionen in der Magnetresonanztomographie war in der vorliegenden Studie von der Anzahl der Herdbefunde im Milzparenchym abhängig. Alle fünf von der Magnetresonanztomographie als fokale Milzveränderungen deklarierten Raumforderungen konnten auch histologisch als fokale Alteration des Parenchyms verifiziert werden. Dagegen konnte keine der vier diffusen Infiltrationen des Milzparenchyms in der MRT als diffuse Milzveränderung erfasst werden.

Eine Zusammenfassung der diagnostischen Leistungen zeigt die nachfolgende Tabelle:

Histopathologien der Milz		Richtig positive Ergebnisse (mit KM)	
	Anzahl	davon mit richtiger Verdachts- und/ oder Artdiagnose	davon mit falscher Verdachts- und/oder Artdiagnose = Fehldiagnose
Unifokale Milzläsionen			
Hämangiom	2 (2)	0	2 (2): 1x primärer oder sekundärer Milztumor 1x Metastase
Zyste	1 (1)	1 (1)	0
	E 3 (3) (100 %)	E 1 (1) (33,3 %)	E 2 (2) (66,7 %)
Multifokale Milzläsionen			
Abszesse	1 (1)	1 (1)	0
Zysten	1 (1)	1 (1)	0
	E 2 (2) (100 %)	E 2 (2)	E 0
Diffuse Milzläsionen			
M. Hodgkin	1 (1)	1 (1)	0
NHL vom B-Zell-Typ	2 (2)	1 (1)	1 (1): 1x Granulome oder Zysten
Leukose	1 (1)	1 (1)	0
Gesamt	E 9 (9) (100 %)	E 6 (6) (66,7 %)	E3 (3) (33,3 %)

Tabelle 4.20 *Diagnosen und Fehldiagnosen von detektierten Milzläsionen in der Magnetresonanztomographie.*

4.2.2.5 Nuklearmedizinische bildgebende Diagnostik

4.2.2.5.1 Detektionsleistungen

Zu 17 histologischen Gutachten wurden im Vorfeld nuklearmedizinische bildgebende Untersuchungen erstellt. Die Fallzahl war zwar ausreichend, um die in 3.4 erläuterten Validitäts- und Güteparameter für die nuklearmedizinischen Untersuchungen ermitteln zu können. Statistische Aussagen über die Signifikanz der erhaltenen Ergebnisse konnten aber aufgrund der zu geringen Fallzahl nicht gemacht werden. Eine Berechnung von statistischen Maßzahlen war aufgrund fehlender Angaben über die metrischen Daten der Raumforderungen im Milzparenchym nicht möglich. Ohne Berücksichtigung eines Cut-Off-Zeitpunktes X_c wurden pro Milz durchschnittlich 1,2 (20/17) nuklearmedizinische Untersuchungsgänge durchgeführt.

Unter Berücksichtigung einer Eintrittswahrscheinlichkeit für den Fehler 1. Art $p < 0,01$ (hoch signifikantes Ergebnis) auf dem Signifikanzniveau $\alpha = 0,05$ erzielten die nuklearmedizinischen Bildgebungsverfahren in der Detektion von histologisch nachgewiesenen Milzläsionen nach dem exakten Test nach *Fisher* folgende durchschnittliche Leistungen:

Validitätsparameter	Relativwert	95% KI unten	95% KI oben
p < 0,05 auf α = 0,05			
Positiver Prädiktivwert	0.99099	0.57788	0.99986
Negativer Prädiktivwert	0.96154	0.78517	0.96532
Sensitivität	0.91667	0.53454	0.92487
Spezifität	0.99602	0.81332	0.99994

Tabelle 4.21 *Kumulierte Relativwerte und 95%-Konfidenzintervalle der Validitätsparameter der nuklearmedizinischen Bildgebungsverfahren in der Detektion von Milzläsionen.*

Die Gesamtsensitivität betrug für p < 0,01 auf dem Signifikanzniveau α < 0,05 91,7 % (5/5) [0,5345; 0,9248], die Gesamtspezifität 99,6 % (12/12) [0,8133; 0,9998]. Der Prädiktivwert für das positive bzw. negative Testergebnis betrug demnach 99,1 % bzw. 96,2 %. Bei einer Likelihood-Ratio des positiven und negativen Testergebnisses von 12 bzw. 0,01 handelt es sich bei der Detektion von Raumforderungen des Milzparenchyms somit um ein exzellentes bildgebendes Untersuchungsverfahren.

Eine Zusammenfassung der Ergebnisse zeigen die beiden folgenden tabellarischen Auflistungen:

Validitätsparameter	Milzläsionen im engeren Sinne				
	Fokale n = 2	Unifokale n = 1	Multifokale n = 1	Diffuse Infiltrate n = 3	Σ n = 5
	Raumforderungen				
Cut-Off X_c [die]	Cut-Off X_c nicht festgelegt				
Sensitivität [%]	100	100	100	100	100
Gesamt-Sensitivität [%]	99,6				
Spezifität [%]	91,7				
Positiver prädiktiver Wert [%]	99,1				
Negativer prädiktiver Wert [%]	96,2				
Likelihood-Ratio des positiven Testergebnisses	-	-	-	-	-
Gesamt-Likelihood-Ratio des positiven Testergebnisses	12				
Likelihood-Ratio des negativen Testergebnisses	-	-	-	-	-
Gesamt-Likelihood-Ratio des negativen Testergebnisses	0,01				

Tabelle 4.22 *Prozentuale Höhe der Validitätsparameter der nuklearmedizinischen Bildgebungsverfahren in der Detektion von Milzläsionen.*

Histopathologien der Milz	Anzahl	Richtig positive Ergebnisse	Falsch negative Ergebnisse
Unifokale Milzläsionen			
Hämangiom	1	1	0
	E 1 (100 %)	E 1	E 0
Multifokale Milzläsionen			
Lymphangiektasien	1	1	0
	E 1 (100 %)	E 1	E 0
Diffuse Milzläsionen			
M. Hodgkin	1	1	0
NHL vom B-Zell-Typ	2	2	0
	E 3 (100 %)	E 3	E 0
Gesamt	E 5 (100 %)	E 5	E 0

Tabelle 4.23 *Nuklearmedizinisch detektierte und nicht detektierte Histopathologien des Milzparenchyms.*

Als alleiniges bildgebendes Verfahren zur Abklärung von Raumforderungen der Milz kam die Positronen-Emissions-Tomographie nie zum Einsatz. Zu allen fünf Milzraumforderungen i. e. S., die von der nuklearmedizinischen bildgebenden Diagnostik detektiert wurden, wurde mindestens ein weiteres bildgebendes Verfahren eingesetzt. Zu einer nuklearmedizinisch detektierten Milzraumforderung i. e. S. wurden im Durchschnitt 2,2 (11/5) zusätzliche Untersuchungen von weiteren bildgebenden Verfahren durchgeführt. Die Sonographie wurde hierzu am häufigsten eingesetzt.

Die kumulierte Detektionsleistung der additiv eingesetzten Sonographie betrug für Milzaffektionen i. e. S., die auch nuklearmedizinisch detektiert wurden, 60 % (3/5). Alle suspekten fokalen Raumforderungen konnten detektiert werden und somit das Ergebnis der nuklearmedizinischen Befunde bestätigen. Nicht sonographisch, aber nuklearmedizinisch detektiert wurden multipel im Milzparenchym verteilte Lymphangiektasien und eine diffuse Infiltration seitens eines Non-Hodgkin-Lymphoms vom B-Zell-Typ. Alle suspekten fokalen und diffusen Milzveränderungen (n = 4), die nuklearmedizinisch detektiert wurden, wurden auch von der Computertomographie dargestellt, die somit die Ergebnisse der nuklearmedizinischen Befunde bestätigten konnte. Die Magnetresonanztomographie wurde als additiv eingesetztes bildgebendes Verfahren zur weiterführenden Abklärung von zwei diffusen Milzinfiltrationen neben der Positronen-Emissions-Tomographie eingesetzt, diese konnten damit auch bestätigt werden.

4.2.2.5.2 Diagnostik

Unter physiologischen Bedingungen ist weder eine fokale noch diffuse Aktivitätserhöhung bzw. Anreicherung des applizierten Radionuklids in Projektion auf den Milzschatten erkennbar. Eine fokale oder diffuse Anreicherung von F-18-FDG im Sinne einer erhöhten Glucoseutilisation des Milzparenchyms, Aktivitätsdefekte in Projektion auf die Milz sowie ein verstärktes Pooling von radionuklidmarkierten Erythrozyten bei Hypersplenismus, von Thrombozyten beim M. *Werlhof* oder von Granulozyten bei inflammatorischen Prozessen mit deutlich verkürzter Überlebenszeit bzw. beschleunigtem Abbau dieser Zellpopulationen stellten charakteristische pathologische szintigraphische Befunde dar.

Ein Hämangiom wurde als Lymphom fehldiagnostiziert. Für alle anderen Milzaffektionen konnte keine artdiagnostische Zuordnung getroffen werden, da der Radionuklid-Uptake dafür zu unspezifisch war. Milzen, in denen die histologische Aufarbeitung nach erfolgter Splenektomie oder Probebiopsie keine pathologische Veränderung der Parenchymstruktur erbrachte, waren auch in den präoperativen bzw. -interventionellen nuklearmedizinischen Untersuchungen unauffällig im Sinne einer normalen oder nicht pathologisch erhöhten Glucoseutilisation bzw. nicht vermehrtem Pooling von radionuklidmarkierten, injizierten Erythrozyten, Leukozyten oder Thrombozyten. Die nuklearmedizinische Diagnostik des Ausbreitungsmusters von Milzläsionen erbrachte folgende Ergebnisse: Eine von zwei nuklearmedizinisch abgeklärten fokalen Milzveränderungen wurde auch als fokale Alteration des Milzparenchyms und eine von drei diffusen Infiltrationen des Milzparenchyms auch als diffuse Alteration des Milzparenchyms diagnostiziert.

Eine differenzierte Zusammenfassung findet sich in folgender Tabelle:

Histopathologien der Milz		Richtig positive Ergebnisse	
	Anzahl	davon mit richtiger Verdachts- und/ oder Artdiagnose	davon mit falscher Verdachts- und/oder Artdiagnose = Fehldiagnose
Unifokale Milzläsionen			
Hämangiom	1	0	1: 1x Lymphom
	E 1 (100 %)	E 0	E 1
Multifokale Milzläsionen			
Lymphangiektasien	1	1	0
	E 1 (100 %)	E 1	E 0
Diffuse Milzläsionen			
M. Hodgkin	1	1	0
NHL vom B-Zell-Typ	2	2	0
	E 3 (100 %)	E 3	E 0
Gesamt	E 5 (100 %)	E 4 (80 %)	E 1 (20 %)

Tabelle 4.24 *Diagnosen und Fehldiagnosen von detektierten Milzläsionen in den nuklearmedizinischen Bildgebungsverfahren.*

4.2.2.6 Synopsis der Detektionsleistungen und diagnostischen Leistungen

4.2.2.6.1 Synopsis der Detektionsleistungen

Da zumeist kein konsekutiver/kombinierter Einsatz der Bildgebungsverfahren in der Abklärung von Milzläsionen erfolgte und sich ein solcher prinzipiell in prospektiv konzipierten Studien verwirklichen lässt, ist ein Vergleich der Detektionsergebnisse in dieser retrospektiven Studie statistisch nur bedingt gültig. Die Positronen-Emissions-Tomographie wies Milzveränderungen am sensitivsten nach. Gleichzeitig war die Gesamt-Spezifität dieses Untersuchungsverfahrens von allen vier bildgebenden Verfahren am geringsten. Die Sonographie besaß bei ver-gleichsweise geringerer Gesamt-Sensitivität eine höhere Gesamt-Spezifität als die nuklearmedizinischen Bildgebungsverfahren. Die Magnetresonanztomographie wies bei einer im Vergleich zur Sonographie und Computertomographie höheren Sensitivität von durchschnittlich 95 % die höchste Gesamt-Spezifität (im arithmetischen Mittel 98,9 %) auf. Verglichen mit den beiden anderen bildgebenden Verfahren sind diese hohen Relativwerte der MRT und PET in der Detektion von fokalen Milzveränderungen aber nur einge-schränkt aussagekräftig, weil

1. die Fallzahl zu gering war, um statistisch signifikante Aussagen über die tatsächliche Höhe der Validitätsparameter machen zu können,
2. meist auf klinische Informationen über das Vorhandensein oder Nicht-Vorhandensein von suspekten Milzveränderungen zurückgegriffen werden konnte,
3. beide Modalitäten nur als komplementäre Untersuchungen neben der Sonographie und Computertomographie und nur bei bestimmten Fragestellungen über spezielle Milzveränderungen, z. B. zystische Läsionen, eingesetzt wurden.

Die Computertomographie unterschied sich als konkurrierendes bildgebendes Verfahren zur Sonographie nicht signifikant in der Detektion von Milzaffektionen i. e. S. und i. w. S. Der Einsatz des einen oder anderen bildgebenden Verfahrens hing mehr von der klinischen Konstellation des Patienten ab als von den zu erwartenden morphologischen Veränderungen des Milzparenchyms selbst. Alle vier bildgebenden Modalitäten hatten bei einem positiven Prädiktivwert von durchschnittlich über 90 % eine hohe Trennschärfe bezüglich der tatsächlichen Manifestation/Nicht-Manifestation einer Raumforderung im Milzparenchym. Ein positives/negatives Untersuchungsergebnis sprach mit sehr hoher Wahrscheinlichkeit für das tatsächliche, histologische verifizierbare Vorliegen/Nicht-Vorliegen einer Milzveränderung, unabhängig davon, ob im Vorfeld zur Bildgebung Informationen über die Existenz einer möglichen systemischen Grunderkrankung mit potentiellem Milzbefall vorlagen oder nicht. Bei den hochsensitiven nuklearmedizinischen Bildgebungsverfahren war der negative Prädiktivwert von im Mittel 96,2 % am höchsten. Die Sonographie wies einen negativen Voraussagewert von durchschnittlich 64,7 % auf. Somit war dieses bildgebende Verfahren nahezu ungeeignet, Aussagen darüber zu treffen, ob beim Nicht-Nachweis einer potentiellen Milzaffektion auch tatsächlich keine, histologisch nachweisbare Veränderung des Milzparenchyms vorlag. In unklaren Fällen erfolgte deswegen zumeist eine weiterführende computertomographische oder magnetresonanztomographische Abklärung. Die Magnetresonanztomographie wies die höchste diskriminatorische Stärke auf. Die Wahrscheinlichkeit dafür, dass die histologische Aufarbeitung eines positiven magnetresonanztomographischen Untersuchungsbefundes das Ergebnis aus der Bildgebung bestätigen konnte, war rund 86 Mal höher als die Nicht-Bestätigung durch die Histologie.

Die nachfolgende Tabelle zeigt eine Zusammenfassung der Höhe der arithmetischen Mittelwerte der kumulierten Relativwerte der Validitätsparameter der bildgebenden Verfahren in der Gesamtdetektion aller Milzläsionen:

Validitäts-Parameter	Sonographie	CT	MRT	Nuklearmed. bildgeb. Diagnostik
Sensitivität	81,6 % (80/98)	85,9 % (79/92)	95 % (9/9)	91,6 % (5/5)
Spezifität	94,3 % (33/35)	96 % (48/50)	98,9 % (4/4)	99,6 % (12/12)
Positiver prädiktiver Wert	97,6 %	97,5 %	99,5 %	99,1 %
Negativer prädiktiver Wert	64,7 %	78,7 %	90 %	96,2 %
Likelihood-Ratio des positiven Testergebnisses	14,3	21,5	86,4	12
Likelihood-Ratio des negativen Testergebnisses	0,19	0,15	0,05	0,01

Tabelle 4.25 *Arithmetischer Mittelwert der kumulierten Prozentwerte der Validitätsparameter der Bildgebungsverfahren in der Detektion von Milzläsionen im engeren Sinne.*

In dieser klinischen Studie wurden im Allgemeinen häufiger in der Milz anzutreffende fokale Raumforderungen auch häufiger per Bildgebung nachgewiesen als seltenere Manifestationen, zum Beispiel eosinophile Granulome, *Gamna-Gandy*-Körperchen (perifollikuläre und trabekuläre Hämosiderindepots bei portaler Hypertension) oder Lymphangiektasien. Die Sensitivität der Sonographie zur Detektion von fokalen Milzprozessen war mit 86,6 % (39/45) [0,732; 0,949] höher als von diffusen Infiltrationen mit einer Detektionsrate von 65,5 % (23/35) [0,478; 0,809]. Ursache für die geringe Detektionsrate von diffus in das Milzparenchym infiltrierenden Prozessen war das häufig anzutreffende rein diffuse, und nicht diffus-noduläre Ausbreitungsmuster, das dem sonographischen Nachweis entging. Die einzigen, allerdings indirekten und nicht obligaten sonomorphologischen Kriterien für eine diffuse Milzinfiltration war lediglich eine unspezifische Splenomegalie mit inhomogener Echotextur des Parenchyms. Diffus-noduläre Prozesse wurden ausnahmslos detektiert (15/15), während bei 16 Krankheitsprozessen mit rein diffusem Infiltrationsmuster sechs Fälle nicht detektiert wurden. Die sonographischen Detektionsleistungen von diffusen Infiltrationen konnten dabei nur für Non-Hodgkin-Lymphome überzeugen, für die die Sensitivität im Vergleich zur Detektionsrate anderer diffuser Infiltrationen am höchsten war. Sie betrug ohne Berücksichtigung des Infiltrationsmusters 76,9 % (20/26) [0,564; 0,910]. Berücksichtigt man hingegen das Infiltrationsmuster im Milzparenchym, ergab sich für rein diffus infiltrierende Prozesse eine Sensitivität von

62,5 % (10/16) [0,354; 0,848] und für diffus-noduläre Infiltrate eine Sensitivität von 100 % (15/15) [0,782; 1,000]. Ursache für die besseren Leistungen der Sonographie in der Detektion von Non-Hodgkin-Lymphomen der B-Zell-Reihe im Vergleich zur Detektion von diffusen Infiltraten anderer Milzaffektionen war ein höherer relativer Anteil an diffus-nodulären Infiltraten mit einer im arithmetischen Mittel größeren Fläche der Einzelherde von 2,7 cm² (d: 1,8 cm), die über der minimalen, in dieser Studie von der Sonographie detektierten Fläche (A: 0,5 cm²) lag.

Unterschiede in den sonographischen Detektionsleistungen fanden sich auch innerhalb der einzelnen histologischen Kategorien. Bei den vier häufigsten Milzraumforderungen (Abszesse, Zysten, Hämangiome und Metastasen), die im Milzparenchym solitär auftraten, konnten nur Zysten mit Hilfe der konventionellen und kontrastmittelverstärkten Sonographie sicher mit einer Sensitivität von durchschnittlich 100 % detektiert werden. Bei den anderen drei histologischen Klassen betrug die Detektionsrate im Durchschnitt 80 % (16/20) [0,563; 0,943]. Das Hamartom (Splenom), Hämangiosarkom und ein regressiv verkalkter Herd konnten ebenfalls sicher detektiert werden. Fokale Prozesse der Milz ließen sich mit der Ultraschalluntersuchung signifikant (p< 0,05) besser nachweisen als rein diffuse und diffus-nodulär infiltrierende Herde. Unifokale Milzaffektionen waren nicht signifikant besser nachweisbar als multifokale Herde (Sensitivität im arithmetischen Mittel: 87,5 % versus 84,6 %).

Die kombiniert eingesetzte Sonographie und Computertomographie wiesen in der Detektion von insgesamt 57 Milzaffektionen i. e. S keine signifikanten Unterschied auf (p > 0,05). Die Computertomographie erreichte beim Nachweis fokaler Prozesse eine Sensitivität von 75,4 % (43/57) [0,622; 0,859] und schien damit der sonographischen Untersuchung in der Detektion von Milzprozessen i. e. S. geringgradig überlegen zu sein. Dieser Unterschied war allerdings nicht signifikant (p > 0,05). Auch zum Nachweis von diffusen Infiltrationen am selben Patientenkollektiv war die Computertomographie nicht signifikant (p > 0,05) sensitiver als die Sonographie: 80,8 % (21/26) [0,606; 0,934] versus 65,4 % (17/26) [0,443; 0,828].

Die Anzahl der kombinierten Einsätze der Sonographie, Computertomographie und Magnetresonanztomographie zur Abklärung suspekter Milzveränderungen war zu gering (n = 6), um statistische Aussagen über mögliche signifikante Unterschiede in den Detektionsleistungen der drei parallel oder seriell eingesetzten Bildgebungsverfahren machen zu können. Die Magnetresonanztomographie und die nuklearmedizinischen Bildgebungsmodalitäten wiesen in allen Untersuchungsgängen eine Sensitivität von 100 % auf.

Zur Detektion von Hämatomen und Infarkten hatte die Sonographie in beiden histologischen Kategorien gegenüber der Computertomographie keine signifikant höhere Detektionsleistung aufzuweisen (p > 0,05). Für die Detektionsleistungen war es irrelevant, ob die Manifestation eines frischen bzw. in Organisation befindlichen Hämatoms oder Infarkts fokal oder diffus im Milzparenchym erfolgte. Beide Modalitäten wurden hier als völlig gleichwertiges Detektionsverfahren eingesetzt, eine Bevorzugung des einen oder anderen Untersuchungsverfahrens bei bestimmten Fragestellungen erfolgte nicht. Zumeist wurde die Computertomographie aber als primäres Detektionsinstrument eingesetzt, da Milzläsionen häufig bei polytraumatisierten Patienten auftraten, bei denen sofort ein CT-Scan erforderlich war.

Die Leistungen der untersuchten bildgebenden Verfahren in der Detektion von Milzläsionen in Abhängigkeit von ihrem histologischen Verteilungsmuster fasst die nachfolgende Tabelle zusammen:

Histopathologien der Milz	S e n s i t i v i t ä t			
	Sonographie	CT	MRT	Nuklearmed. bildgeb. Diagnostik
Unifokale Milzläsionen	E 87,5 % (28/32)	E 81,8 % (18/22)	E 100 % (3/3)	E 100 % (1/1)
Hämangiom	81,8 % (9/11)	72,7 % (8/11)	100 % (2/2)	100 % (1/1)
Zyste	100 % (9/9)	100 % (6/6)	100 % (1/1)	-
Abszess	80 % (4/5)	100 % (2/2)	-	-
Metastase	75 % (3/4)	100 % (1/1)	-	-
Hämangiosarkom	100 % (1/1)	-	-	-
Hamartom (Splenom)	100 % (1/1)	-	-	-
Lymphangiom	-	0 % (0/1)	-	-
Dystropher Verkalkungsherd	100 % (1/1)	100 % (1/1)	-	-

Histopathologien der Milz	Sensitivität			
	Sonographie	CT	MRT	Nuklearmed. bildgeb. Diagnostik
Multifokale Milzläsionen	**E 84,6 % (11/13)**	**E 83,3 % (10/12)**	**E 100 % (2/2)**	**E 100 % (1/1)**
Zysten	100 % (2/2)	100 % (1/1)	100 % (1/1)	-
Metastasen	100 % (2/2)	100 % (2/2)	-	-
Granulome einer Sarkoidose	100 % (1/1)	50 % (1/2)	-	-
Abszesse	100 % (2/2)	100 % (1/1)	100 % (1/1)	-
Noduläre Indurationen des Parenchyms	100 % (1/1)	100 % (1/1)	-	-
Amyloidose	100 % (1/1)	0 % (0/1)	-	-
Noduläre eosinophile Granulome	0 % (0/1)	100 % (1/1)	-	-
Gamna-Gandy-Körperchen	100 % (1/1)	100 % (1/1)	-	-
Zystische Lymphangiektasien	0 % (0/1)	100 % (1/1)	-	100 % (1/1)
Kavernöse Hämangiomatose	100 % (1/1)	100 % (1/1)	-	-
Diffuse Milzläsionen	**E 65,7 % (23/35)**	**E 81,5 % (22/27)**	**E 100 % (4/4)**	**E 100 % (3/3)**
NHL vom B-Zell-Typ	80 % (20/25)	93,8 % (15/16)	100 % (2/2)	100 % (2/2)
NHL vom T-Zell-Typ	0 % (0/1)	100 % (2/2)	-	-
Hodgkin-Lymphom (M. Hodgkin)	100 % (1/1)	100 % (1/1)	100 % (1/1)	100 % (1/1)
Leukosen	50 % (1/2)	100 % (2/2)	100 % (1/1)	-
Myeloproliferatives Syndrom	20 % (1/5)	40 % (2/5)	-	-
Infektiöse Mononucleose	-	-	-	-
Noduläre Indurationen des Parenchyms	0 % (0/1)	0 % (0/1)	-	-

Histopathologien der Milz	Sensitivität			
	Sonographie	CT	MRT	Nuklearmed. bildgeb. Diagnostik
Hämatome der Milz	E 100 % (17/17)	E 95,8 % (23/24)	-	-
unifokal	100 % (15/15)	100 % (16/16)	-	-
multifokal	100 % (1/1)	100 % (3/3)	-	-
diffus	100 % (1/1)	80 % (4/5)	-	-
frisch	100 % (15/15)	95,5 % (21/22)	-	-
in Organisation	100 % (2/2)	100 % (2/2)	-	-
Infarkte der Milz	E 100 % (1/1)	E 85,7 % (6/7)	-	-
unifokal	100 % (1/1)	100 % (5/5)	-	-
multifokal	-	50 % (1/2)	-	-
diffus	-	-	-	-
frisch	100 % (1/1)	100 % (4/4)	-	-
in Organisation	-	66,7 % (2/3)	-	-

Tabelle 4.26 Arithmetischer Mittelwert der Prozentwerte der Sensitivitäten von Bildgebungsverfahren in der Detektion von Milzläsionen im engeren und weiteren Sinne unter spezieller Berücksichtigung des Verteilungsmusters der Läsionen im Milzparenchym.

Eine Splenomegalie war häufig das klinisch und bildmorphologisch einzige verwertbare Zeichen einer fokalen und insbesondere diffusen Milzinfiltration. Die Sonographie konnte eine mit einer Splenomegalie einhergehende, fokale, abszedierende Milzerkrankung nicht detektieren. Bei neun Milzen mit diffuser Infiltration durch Non-Hodgkin-Lymphome, Leukosen und proliferative Erkrankungen des Knochenmarks, die zum Teil zu einer massiven Zunahme der Milzgröße führten, wurde das Parenchym sonomorphologisch als unauffällig beschrieben. Alle Milzläsionen, die im Rahmen einer subkapsulären Einblutung oder Infarzierung zu einer Milzvergrößerung führen konnten, wurden detektiert. Nicht detektierte Milzläsionen gingen nicht mit einer Splenomegalie einher.

Die Computertomographie detektierte zwei fokale Raumforderungen nicht, obwohl die zu einem späteren Zeitpunkt durchgeführte, zugehörige histologische Untersuchung den Nachweis in Form einer angiomatösen (1x) und granulomatösen (1x) Parenchymalteration mit begleitender Splenomegalie erbrachte. Drei diffuse Milzprozesse mit begleitender Splenomegalie konnten nicht detektiert werden.

Zu 12 der 22 (54,5 %) histologisch im perisplenischen Gewebe nachgewiesenen Nebenmilzen wurden im Vorfeld der radikalen Milzexstirpation Bildgebungsbefunde erstellt. Vier Nebenmilzen wurden im Befund erwähnt, acht Nebenmilzen wurden nicht vermerkt.

Synopsis der Detektionsleistungen der Bildgebungsverfahren in Abhängigkeit von der Lokalisation und vom Verteilungsmuster der Läsionen im Milzparenchym
Die Detektionsleistungen der bildgebenden Verfahren waren neben einer Mindestgröße auch von der Lokalisation der Raumforderungen im Milzparenchym abhängig. Die erhaltenen Ergebnisse und Differenzen in den Detektionsleistungen waren nicht signifikant ($p > 0,05$).
Möglichkeiten der Lokalisation von Raumforderungen in der Milz waren:
- subkapsulär (auch subdiaphragmal), intraparenchymatös ohne Bezug zur Kapsel
- ventraler, dorsaler, medialer Milzaspekt
- Ober-, Mittel-, Untergeschoß der Milz

Ein Vergleich und eine Berechnung der relativen Übereinstimmungsraten in der Lokalisationsdiagnostik von fokalen Milzaffektionen i. e. S. durch die Bildgebung und Histologie waren nur möglich, wenn Angaben über eine subkapsuläre oder intraparenchymatöse Lage vorlagen. Bei allen anderen Lokalisationsmöglichkeiten war die Datenlage zu gering. Es fanden sich insgesamt 12 sonographische Befunde mit Angaben über die Lage der fokalen Raumforderungen im Ober-, Mittel- oder Untergeschoß der Milz. So lagen in fünf histologisch untersuchten Milzen die Raumforderungen im Obergeschoß, in vier Milzen im Untergeschoß und in drei Milzen im Mittelgeschoß des Parenchyms. Von 28 fokalen Raumforderungen, zu denen sonographische Lokalisationsangaben gemacht wurden, wurden sieben in subkapsulärer und 21 in intraparenchymatöser Lage gefunden, was einem Verhältnis von 1:3 entspricht. Von den 21 histologischen Gutachten mit Angaben über eine subkapsuläre oder intraparenchymatöse Lage im Milzparenchym von fokalen Raumforderungen i. e. S. stimmten 19 (90,5 %) mit den sonographischen Lokalisationsangaben überein. Die Sonographie konnte sechs von acht (75 %) histologisch in subkapsulärer und 13 von 13 (100 %) in intraparenchymatöser Lage nachgewiesene Raumforderungen auch in dieser Lokalisation bestätigen.

14,7 % (5/34) der fokalen Raumforderungen i. e. S., zu denen sonographische Untersuchungen durchgeführt und in den histologischen Gutachten Angaben über deren Lokalisation im Milzparenchym gemacht wurden, konnten nicht detektiert werden. Davon lagen vier Milzraumforderungen laut histologischem Befund subkapsulär und eine Milzläsion intraparenchymatös. Somit konnten 77,8 % (14/18) der in der Histologie in subkapsulärer und 93,8 % (15/16) in intraparenchymatöser Lage manifesten fokalen Milzraumforderungen, zu deren Abklärung die Sonographie eingesetzt wurde, auch detektiert werden. Die Sonographie detektierte folglich mehr fokale Raumforderungen in intraparenchymatöser als in subkapsulärer Lage (p > 0,05).

In der Computertomographie wurden elf Angaben über fokale Raumforderungen in subkapsulärer oder intraparenchymatöser Lage und 22 Angaben über das Verteilungsmuster von diffusen Milzinfiltrationen gemacht. Zu elf histologischen Gutachten mit fokalen Raumforderungen i. e. S. und einer Angabe über eine subkapsuläre oder intraparenchymatöse Lage wurden computertomographische Befunde mit entsprechender Lokalisationsangabe eruiert. Von diesen wurden zwei in subkapsulärer und neun in intraparenchymatöser Position gefunden, was einem Verhältnis von 1:4,5 entsprach. Von acht histologischen Gutachten über computertomographisch detektierte, fokale Raumforderungen i. e. S. und mit Angaben über eine subkapsuläre oder rein intraparenchymatöse Lage im Milzparenchym stimmten sieben (87,5 %) bezüglich der Lokalisation mit den computertomographischen Lokalisationsangaben überein. Die Computertomographie konnte eine von zwei histologisch subkapsulären und sechs von sechs (100 %) intraparenchymatösen Raumforderungen in dieser Lage bestätigen.

Von 22 histologisch registrierten diffusen Milzinfiltrationen, zu denen in der detektierenden Computertomographie Aussagen über das Verteilungsmuster im Milzparenchym gemacht wurden, wurden zwei Milzinfiltrationen als unifokale und 14 als multifokale Milzaffektionen registriert. Die restlichen 27,3 % (6/22) der histologisch nachgewiesenen diffusen Infiltrationen konnten computertomographisch genau mit diesem Infiltrationsmuster bestätigt werden. 16,7 % (4/24) der fokalen Raumforderungen i. e. S., zu denen CT-Scans durchgeführt und in den histologischen Gutachten Angaben über deren Lokalisation im Milzparenchym gemacht wurden, konnten nicht detektiert werden. Davon befanden sich eine Milzläsion in histologisch subkapsulärer und drei Milzaffektionen in intraparenchyma-töser Lage. Somit konnten 91,7 % (11/12) der histologisch subkapsulär lokalisierten und 75 % (9/12) der intraparenchymatös gelegenen fokalen Milzraumforderungen, zu deren Abklärung computertomographische Scans vorhanden waren, von diesem Untersuchungsverfahren detektiert werden. Es wurden also mehr fokale Raumforderungen detektiert, wenn diese subkapsulär im Milzparenchym lokalisiert waren ($p > 0,05$). Für die Magnetresonanztomographie und nuklearmedizinischen Bildgebungsverfahren lagen zu wenige oder keine Daten über die Lokalisation von Milzaffektionen i. e. S vor. Damit waren keine Aussagen über den Grad der prozentuellen Übereinstimmung der Lokalisationsangaben von Bildgebung und Histologie möglich.

Eine Analyse der relativen Übereinstimmungsraten bezüglich der Angaben über die Lokalisation und das Verteilungsmuster von fokalen Milzraumforderungen i. e. S. beim Vergleich der einzelnen bildgebenden Verfahren erbrachte folgende Ergebnisse: Die Sonographie und Computertomographie stimmten in 85,7 % (6/7) bezüglich der Lokalisationsangaben und zu 83,3 % (10/12) bezüglich des Verteilungsmusters der Milzaffektionen i. e. S. völlig überein. Die Sonographie und Magnetresonanztomographie wiesen in 100 % (2/2) bezüglich der Lokalisationsangaben und in 33,3 % (1/3) bezüglich der Angaben über das Verteilungsmuster völlige Übereinstimmung auf. Die Computertomographie und Magnetresonanztomographie stimmten in zwei von vier Angaben über das Verteilungsmuster von diffusen Milzinfiltraten völlig überein ($p > 0,05$).

Synopsis der Detektionsleistungen der Bildgebungsverfahren unter Berücksichtigung der klinischen Angaben über Milzläsionen im Anforderungsschein zur Bildgebung
Die Detektionsleistungen der bildgebenden Verfahren waren signifikant ($p < 0,05$) höher, wenn im Anforderungsschein klinische Angaben in Form einer Verdachts- oder Artdiagnose einer suspekten Milzveränderung gemacht wurden. In den insgesamt 80 zuletzt vor der Splenektomie und Probebiopsie durchgeführten und solitären sonographischen Untersuchungen konnten 81,8 % (45/55) [0,691; 0,909] der Raumforderungen i. e. S. bei Vorliegen von klinischen oder bildgebenden Informationen detektiert werden. Lagen keine Informationen vor, wurden in 68 % (17/25) der sonographisch untersuchten Milzen mit histologischem Nachweis von Raumforderungen i. e. S. solche festgestellt. In den ersten sonographischen Unter-

suchungsgängen wurde eine von 16 Raumforderungen nicht detektiert, obwohl klinische Angaben über diese Milzveränderung vorlagen. Dagegen konnten alle vier Milzläsionen detektiert werden, zu denen im Anforderungsschein keine Informationen über eine potentielle Milzmanifestation vorlagen.

Ähnliche Ergebnisse wurden auch in den zuletzt durchgeführten und solitären computertomographischen Untersuchungen erzielt. Hier wurden in insgesamt 61 CT-Scans 92,5 % (37/40) der Raumforderungen i. e. S. bei Vorliegen von klinischen oder bildgebenden Angaben im Anforderungsschein detektiert. In 21 Fällen dagegen lagen keine Informationen über entsprechende Milzaffektionen vor, in diesem Fall betrug die Gesamt-Sensitivität 61,9 % (13/21) [0,384; 0,819]. Die Computertomographie erzielte also signifikant höhere Detektionsleistungen ($p < 0,05$), wenn im Vorfeld klinische oder bildgebende Informationen über zu untersuchende Milzprozesse vorlagen.

Für die Detektionsergebnisse der magnetresonanztomographischen und nuklearmedizinischen Untersuchungen schien es ebenfalls keine Rolle zu spielen, ob im Vorfeld Informationen über Milzveränderungen vorlagen oder nicht. So konnten alle Raumforderungen (n = 9 bzw. 5) unabhängig vom Informationsstatus im Anforderungsschein durch einen einzigen Untersuchungsgang sicher detektiert werden.

Synopsis der Detektionsleistungen der additiven Bildgebungsverfahren zu Milzläsionen im engeren Sinne

Der Einsatz zusätzlicher Bildgebungsverfahren konnte seriell oder parallel erfolgen:
- Serieller Einsatz
  = Sukzessives bzw. konsekutives bildgebendes Verfahren
  Diese Art des zusätzlichen Einsatzes bildgebender Verfahren wurde angewendet, wenn eine schnelle Beurteilung nicht primär erforderlich, die Primärdiagnostik unklar, zu aufwendig, zu risikoreich oder zu teuer war. Alle bildgebenden Befunde sollten ein einheitlich positives bzw. negatives Ergebnis liefern. Bei einem gegenläufigen Ergebnis werden die erhaltenen Ergebnisse in Frage gestellt (= „believe-the-positive").

- Paralleler Einsatz
= Gleichzeitige/unmittelbar aufeinander folgende Durchführung aller bildgebenden Verfahren. Diese Art des additiven Einsatzes bildgebender Verfahren wurde dann angewandt, wenn eine schnelle Beurteilung (z. B. in der Notfalldiagnostik) erforderlich war.

Als Ursachen für einen additiven Einsatz von bildgebenden Verfahren zur Abklärung des Milzparenchyms (mit und ohne histologisch nachgewiesene Milzläsionen) in dieser Studie sind zu nennen:
- weiterführende Abklärung von bereits durch vorausgegangene bildgebende Verfahren detektierten und zum Teil näher klassifizierten bzw. artdiagnostizierten Milzaffektionen (41,3 %)
- weiterführende Abklärung von durch vorausgegangene bildgebende Verfahren nicht detektierten Milzläsionen (bei zum Teil vorhandenen unklaren klinischen Befunden) (13,8 %)
- im Rahmen der weiteren Abklärung (Screening und Staging) von Erkankungen mit der Möglichkeit einer Milzbeteiligung, z. B. von Magen-Karzinomen und Gastritiden, Ösophagus-Karzinomen, Pankreas-Karzinomen/-Raumforderungen und Pankreatitiden, Kolon- und Rektum-Karzinomen, Nierenzell-Karzinomen, einem extragonadalem Teratosarkom, Non-Hodgkin-Lymphomen der B-Zell-Reihe, einem M. Hodgkin, Leukosen, myeloproliferativen Syndromen und bei einer Endokarditis (34,9 %)
- bekannte ITP (M. *Werlhof*) (5,5 %)
- Systemische Krankheitsprozesse mit geringer Wahrscheinlichkeit einer Milzbeteiligung (Zustand nach Lebertransplantation bei bekannter Leberzirrhose und einem *Caroli*-Syndrom) (1,8 %)
- Splenomegalie, die bereits in den ersten bildgebenden Untersuchungen diagnostiziert wurde (1,8 %)
- Linksseitige Ober-/Unterbauchschmerzen mit kaudaler und/oder kranialer Schmerzausstrahlung (0,9 %)

Insgesamt wurden 109 bildgebende Untersuchungen zur weiterführenden Abklärung des Milzparenchyms durchgeführt. 61 Untersuchungen erfolgten zur weiterführenden Abklärung von Milzaffektionen i. e. S., 48 Untersuchungen zu Milzläsionen i. w. S.

und 27 Untersuchungen wurden zur Abklärung des Milzparenchyms ohne später histologisch nachgewiesene Milzveränderungen durchgeführt. Zu 27,4 % (17/62) der sonographisch detektierten Milzaffektionen i. e. S. reichte eine einzige Befunderhebung zum sicheren Nachweis aus. Zur Detektions- und Diagnosesicherung von bereits durch die Computertomographie detektierten Milzraumforderungen wurde in 92 % (46/50) mindestens ein weiteres bildgebendes Verfahren eingesetzt. Bei vier der computertomographisch detektierten Milzveränderungen i. e. S. wurde nur dieses bildgebende Verfahren zur Detektion eingesetzt. Die Magnetresonanztomographie und Positronen-Emissions-Tomographie wurden nie als einziges, sondern ausschließlich als additives bildgebendes Verfahren zur weiterführenden Abklärung von Milzprozessen i. e. S. eingesetzt.

Die Sonographie und Computertomographie kamen als additive bildgebende Verfahren am häufigsten zum Einsatz. Zu sonographisch bereits nachgewiesenen Raumforderungen i. e. S. wurde die Computertomographie mit einem relativen Anteil von 77,8 % (44/56) als primäres additives bildgebendes Verfahren eingesetzt. Umgekehrt kam die Sonographie zu computertomographisch bereits registrierten Milzveränderungen i. e. S. in 79,3 % (46/58) zum Einsatz.

Eine Bestätigung der im Vorfeld bereits durch andere bildgebende Verfahren detektierten Raumforderungen i. e. S. war durch das additiv eingesetzte magnetresonanztomographische und nuklearmedizinische Bildgebungsverfahren am sichersten möglich. Alle Milzveränderungen konnten durch beide Verfahren bestätigt und näher klassifiziert werden. Die Sonographie konnte bei ihrem Einsatz als zusätzliches bildgebendes Verfahren bei computertomographisch bereits detektierten Milzraumforderungen i. e. S. 84,8 % (39/46) dieser Veränderungen des Milzparenchyms bestätigen. Die Computertomographie war ihrerseits als additives bildgebendes Verfahren bei sonographisch bereits detektierten Milzläsionen i. e. S. in der Lage, 90,9 % (40/44) dieser Milzveränderungen zu bestätigen. Die Computertomographie schien damit als additives bildgebendes Verfahren zur Bestätigung der detektierenden Sonographie besser geeignet zu sein als umgekehrt die Sonographie zur Bestätigung von computertomographisch bereits detektierten Milzaffektionen i. e. S. ($p > 0,05$).

Bei 22,8 % (4/18) sonographisch und 18,2 % (2/11) computertomographisch nicht detektierten fokalen Milzprozessen i. e. S. wurden ausschließlich diese bildgebenden Verfahren eingesetzt. Bei den übrigen Milzveränderungen wurden zusätzliche bildgebende Verfahren verwendet, wobei auch hier die Sonographie (in 100 % der

Fälle (9/9) zu computertomographisch nicht detektierten Milzaffektionen i. e. S.) und die Computertomographie (in 81,3 % der Fälle (13/16) zu sonographisch nicht detektierten Milzaffektionen i. e. S.) am häufigsten zum Einsatz kamen. Die Magnetresonanztomographie und Positronen-Emissions-Tomographie hatten bei der weiterführenden Abklärung von sonographisch nicht detektierten Milzveränderungen i. e. S. zusammen einen relativen Anteil von 18,7 % (3/16) aller additiv erhobenen bildgebenden Befunde.

Die Detektionsleistungen schienen sich durch den zusätzlichen Einsatz bildgebender Verfahren steigern zu lassen. So konnten durchschnittlich 11,8 % der durch die Sonographie nicht detektierten Milzaffektionen i. e. S. durch den Einsatz weiterer bildgebender Verfahren konsekutiv nachgewiesen werden. Die Sonographie konnte 6,7 % der durch die Computertomographie nicht erfassten Raumforderungen detektieren, wenn diese als einziges weiteres bildgebendes Verfahren zum Einsatz kam.

Einige Milzraumforderungen wurden ausschließlich von einem einzigen Bildgebungsverfahren abzuklären versucht. So wurde die Sonographie als einziges bildgebendes Verfahren bei insgesamt 21 Milzen mit histologisch nachgewiesenen Raumforderungen i. e. S. eingesetzt: 13 Mal erfolgte der alleinige Einsatz zur Abklärung von fokalen und acht Mal zur Abklärung von diffusen Milzveränderungen i. e. S. Je 25 % (3/12) der mit einer singulären sonographischen Untersuchung detektierten fokalen Milzraumforderungen waren Abszesse, Zysten und Metastasen, 16,7 % (2/12) angiomatöse und 8,3 % (1/12) hamartomatöse Milzveränderungen. Bei den diffusen Milzinfiltrationen konnten fünf Non-Hodgkin-Lymphome vom B-Zell-Typ durch eine einzige Ultraschalluntersuchung detektiert werden.

Die Computertomographie wurde vier Mal zur Darstellung von Milzaffektionen i. e. S. eingesetzt, ohne dass ein zusätzlicher Einsatz eines weiteren bildgebenden Verfahrens erfolgte: zwei mal zu fokalen und zwei Mal zu diffusen Milzprozessen. Detektiert werden konnten dabei ein Hämangiom und eine multiple, granulomatöse Durchsetzung des Milzparenchyms durch eine Sarkoidose sowie je eine diffuse Infiltration seitens eines B- und T-Zell-Non-Hodgkin-Lymphoms. Die Magnetresonanztomographie und Positronen-Emissions-Tomographie kamen als alleiniges bildgebendes Verfahren nicht zum Einsatz. Fokale Milzläsionen i. e. S. wurden mit einem relativen Anteil von 46 % (17/36) mit einem einzigen bildgebenden Verfahren abzuklären versucht, diffuse Milzinfiltrationen zu 27 % (10/37).

Die Detektionsleistungen in der Abklärung von Milzläsionen i. e. S. durch ein einziges bildgebendes Verfahren ähnelten den Leistungen der bildgebenden Verfahren, bei denen zu gleichen Milzveränderungen multiple Befunde erhoben wurden. Von den 17 mit einem einzigen bildgebenden Verfahren abgeklärten fokalen Milzraumforderungen i. e. S. konnten 14 - unabhängig von der Art des eingesetzten bildgebenden Verfahrens - detektiert werden. Dies entsprach einer Gesamt-Sensitivität für mit einer einzigen bildgebenden Untersuchungen abgeklärten fokalen Raumforderungen von 82,4 % (14/17) [0,566; 0,962]. Die Detektionsrate für diffuse Milzaffektionen i. e. S., die mit einem einzigen bildgebenden Verfahren abgeklärt wurden, betrug 70 % (7/10) [0,348; 0,933]. Die Sonographie konnte dabei als alleiniges bildgebendes Verfahren 92,3 % (12/13) [0,640; 0,998] der fokalen und 62,5 % (5/8) [0,245; 0,915] der diffusen Milzprozesse detektieren. In den alleinig durchgeführten computertomographischen Untersuchungen wurden 50 % (2/4) [0,068; 0,932] der fokalen und 100 % (2/2) [0,158; 1,000] der diffusen Milzveränderungen i. e. S. detektiert.

4.2.2.6.2 Synopsis der diagnostischen Leistungen

4.2.2.6.2.1 Beschreibende Diagnosen, Verdachts- und Artdiagnosen

Insgesamt wurden bei den sonographischen Untersuchungen der Milz zu 135 detektierten fokalen Milzläsionen 46,7 % (63/135) beschreibende Diagnosen, 30,4 % (41/135) Verdachtsdiagnosen und 22,9 % (31/135) Artdiagnosen gestellt. In der computertomographischen Diagnostik der Milz wurden in insgesamt 120 Scans 14,9 % (18/121) beschreibende Diagnosen, 30,6 % (37/121) Verdachtsdiagnosen und 53,7 % (65/121) Artdiagnosen gestellt. In der MR-Diagnostik wurden 10 % (1/10) beschreibende Diagnosen, 30 % (3/10) Verdachtsdiagnosen und 60 % (6/10) Artdiagnosen gestellt. Die häufigsten Diagnosen der Schnittbildverfahren stellten somit Artdiagnosen dar. In der sonographischen Diagnostik überwogen beschreibende Diagnosen. Verdachtsdiagnosen wurden am häufigsten in der CT gestellt. Zur allgemeinen diagnostischen Charakterisierung von Milzläsionen i. e. S. waren mehr Untersuchungsgänge notwendig als zur Abklärung von detektierten Milzveränderungen i. w. S. Für eine exakte diagnostische Beurteilung von diffusen Milzinfiltrationen waren mehr Untersuchungsgänge als für fokale Raumforderungen notwendig. Die Computertomographie benötigte zur diagnostischen Abklärung von fokalen und diffusen Milzläsionen i. e. S. und i. w. S. weniger Untersuchungsgänge als die Sonographie. Die Magnetresonanztomographie kam nur zur diagnostischen

Bestätigung von sonographisch und computertomographisch bereits detektierten Milzveränderungen zum Einsatz.

Der diagnostische Einsatz von Kontrastmittel ermöglichte der Sonographie - unabhängig von eventuell im Vorfeld bereits vorhandenen klinischen und/oder bildgebenden Informationen in den Anforderungsscheinen - um 4,1 % (4/15-27/120) mehr Artdiagnosen als die Nativdiagnostik im B-Mode. In der computertomographischen Diagnostik wurden um 8,3 % (57/103-8/17) mehr Artdiagnosen gestellt, wenn zusätzlich Kontrastmittel eingesetzt wurde. Ein Vergleich der Diagnostik von Milzaffektionen i. e. S. und i. w. S. zeigt, dass bei Verwendung der Sonographie - unabhängig eines Einsatzes von Kontrastmittel - um 9,7 % mehr Artdiagnosen zu Milzaffektionen i. w. S. (23/109) gestellt werden konnten als zu Milzprozessen i. e. S. (8/26). In der computertomographischen Diagnostik waren zu Milzaffektionen i. w. S. (29/37) um 35 % mehr Artdiagnosen möglich als zu Milzläsionen i. e. S. (36/83). Die Sonographie war in der Lage, in 85 % (68/80) der Fälle aller von diesem bildgebenden Verfahren detektierten Milzveränderungen eine korrekte Art- oder Verdachtsdiagnose zu stellen. Die Computertomographie konnte 78,5 % (62/79) der von ihr detektierten Milzläsionen korrekt art- und verdachtsdiagnostizieren. Eine eindeutige Dignitätsbeurteilung der Herde war insgesamt aber nicht möglich.

Bei der Überprüfung der diagnostischen Leistungen beider bildgebenden Verfahren in der kombinierten Abklärung von Milzraumforderungen ergab sich: insgesamt wurden 44 Milzaffektionen i. e. S. von beiden bildgebenden Verfahren zusammen detektiert. Die Sonographie war in der Lage, 17 (38,6 %) beschreibende, 19 Verdachts- (43,2 %) und acht Artdiagnosen (18,2 %) zu stellen. Die Computertomographie konnte sieben beschreibende (15,9 %), 19 Verdachts- (43,2 %) und 18 Artdiagnosen (40,9 %) zu diesen, bereits sonographisch diagnostizierten Milzläsionen stellen. Damit war die Computertomographie in der diagnostischen Abklärung dieser 44 Milzaffektionen i. e. S. in der Lage, signifikant ($p < 0,05$) mehr Artdiagnosen zu stellen als die Sonographie. Unter zusätzlichem Einbezug der Magnetresonanztomographie konnte dieses Schnittbildverfahren in den acht kombinierten Untersuchungen, in denen eine Detektion durch alle drei bildgebende Verfahren gelang, vier Artdiagnosen, zwei Verdachtsdiagnosen und eine beschreibende Diagnose stellen. Ein signifikanter Unterschied der diagnostischen Leistungen dieses Schnittbildverfahrens zu den anderen beiden kombinierten Bildgebungsverfahren bezüglich einer möglichen Artdiagnostik lag nicht vor ($p > 0,05$). Außerdem muss berücksichtigt werden, dass die Magnetresonanztomographie zumeist als letztes der drei bildgebenden Verfahren eingesetzt wurde und somit meist auf die Diagnosen und Vorinformationen der anderen Untersuchungsverfahren zurückgreifen konnte, sodass es zu einer Verzerrung der kernspintomographischen Ergebnisse im Sinne einer Informations- und Einbeziehungs-Bias kam.

Sonographisch war durch den Einsatz der beiden Kontrastmittel Levovist® und SonoVue® in 72,7 % (8/11) der sowohl nativ als auch mit Kontrastmittel abgeklärten Milzläsionen eine Verdachts- und Artdiagnostik möglich. Ohne Kontrastmitteleinsatz waren 54,5 % (6/11) der Diagnosen Verdachts- und Artdiagnosen. Durch einen Kontrastmitteleinsatz konnte somit eine Verbesserung der diagnostischen Leistungen bezüglich dieser elf Milzaffektionen um 18,2 % (8/11 - 5/11) erzielt werden. Eine Verbesserung der Treffsicherheit zum Nachweis diffuser Infiltrationen mit Splenomegalie gelang der kontrastverstärkten Ultraschalldiagnostik allerdings nicht. Die Computertomographie konnte von insgesamt sechs Milzaffektionen, die mit und ohne Kontrastmittelgabe abgeklärt wurden, unter Verwendung von Kontrastmittel alle sechs verdachts- oder artdiagnostizieren. Ohne Kontrastmittelgabe waren vier Verdachts- und Artdiagnosen möglich. Es wurden 33,3 % (6/6 - 4/6) mehr Verdachts- und Artdiagnosen gestellt, wenn additiv Kontrastmittel eingesetzt wurde.

4.2.2.6.2.2 Spezielle bildgebende Diagnostik von Milzläsionen [79, 85, 86]
Hämangiome und Hämangiomatose der Milz

Diese häufigsten primär benignen Tumoren der Milz traten solitär oder multipel (Hämangiomatose, z. B. bei *Klippel-Trenaunay-Weber*-Syndrom) im Milzparenchym auf. Hämangiome wiesen eine Größe von einigen Millimetern bis zu mehreren Zentimetern auf. In der Sonographie fielen meist solide, echoreiche (kavernöse) oder echoarme (kapilläre) Formationen mit glatter Begrenzung auf. Größere Hämangiome konnten echoarm oder echofrei sein. Bei Verkalkungen konnte eine dorsale Schallauslöschung auftreten, zystische und weitere regressive Anteile waren möglich. Nach Kontrastmittelapplikation demarkierten sich Hämangiome vom restlichen Milzparenchym als gut perfundierte, Kontrastmittel aufnehmende, uni- oder multifokale Raumforderungen, sofern sie keine regressiven Veränderungen aufwiesen. In der computertomographischen Nativ-Diagnostik waren glatt begrenzte, iso- bis hypodense Raumforderungen nachweisbar, die nach Kontrastmittelapplikation hyperdens zum Milzparenchym erschienen. Bei Thrombosierung von Gefäßlumina und regressiven Veränderungen konnten die Hämangiome inhomogen imponieren und sich als Kontrastmittel aussparende Läsionen präsentieren. Verkalkungen traten gelegentlich bei größeren Hämangiomen auf. In der Magnetresonanztomographie wurden Hämangiome in der T1-Wichtung als scharf begrenzte, hypo- bis isointense, in der T2-Wichtung als hyperintense Raumforderungen mit spätvenösem Kontrastmittel-Enhancement beschrieben. Ein hyperintenses Signal in der T1-Wichtung sprach für eine Einblutung.

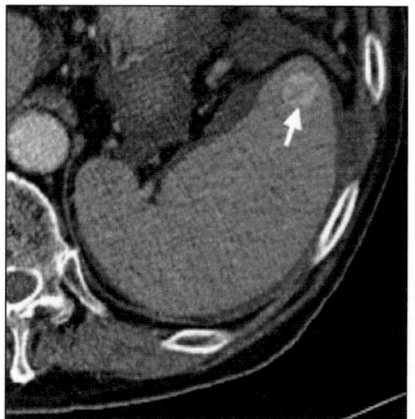 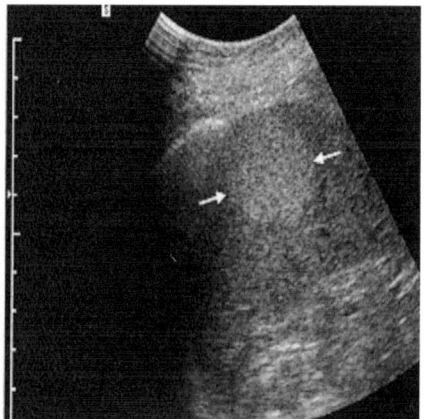

Abb. 4.1 Milzhämangiom (Pfeil) in der CT mit i. v. Kontrastmittel

Abb. 4.2 Milzhämangiom (Pfeile) in der nativen Sonographie

Milzzysten

Unterschieden wurde zwischen echten, dysontogenetischen, epithelialisierten Zysten und nicht epithelialisierten Pseudozysten. Im Ultraschallbild stellten sich echte Zysten typischerweise als rundliche, glatt begrenzte echoarme bis echofreie, nicht Kontrastmittel aufnehmende Raumforderungen mit dorsaler Schallverstärkung dar. Computertomographisch fielen glatt begrenzte, homogene, hypodense Areale ohne Kontrastmittelaufnahme auf. Randverkalkungen konnten auftreten. Magnetresonanztomographisch zeigten sich in der T1-Wichtung glatt berandete, hypointense Läsionen, die in der T2-Wichtung hyperintens zur Darstellung kamen. Bei unkomplizierten, inzidentellen Zysten war weder eine interventionelle Abklärung noch Verlaufskontrolle notwendig. Bei komplizierten Zysten mit Einblutung dagegen wurde engmaschig sonographisch und computertomographisch auf Rückbildung des Hämatoms kontrolliert. Bei septierten Zysten mit Verkalkungen war wegen des Verdachts auf einen Echinokokkus-Befall eine serologische Abklärung notwendig.

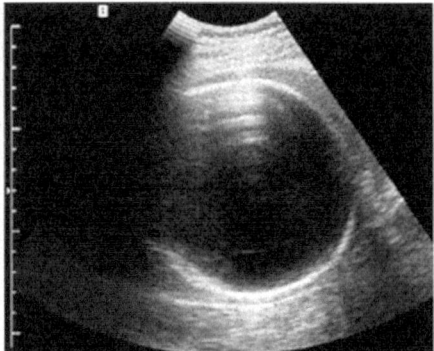

Abb. 4.3 Große Milzzyste in der nativen Sonographie

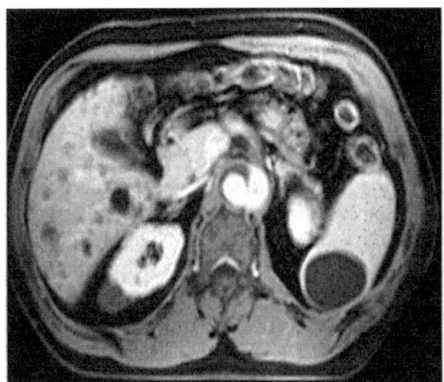

Abb. 4.4 Milzzyste in der MRT mit i. v. Kontrastmittel
(T1- Wichtung)

Milzabszesse

Typische bakterielle Abszesse imponierten in der Frühphase in der sonographischen Diagnostik als solitäre oder multiple, scharf begrenzte, echoarme Raumforderungen. Mit fortschreitender Einschmelzung wurden diese nahezu echofrei und stellten dann meist liquide Raumforderungen mit inhomogener Echogenität und echoreicher Begrenzung dar. Während im Randbereich eine Kontrastmittelaufnahme möglich war, nahmen die Binnenräume kein Kontrastmittel auf. Nach Ausheilung konnten Narben als echoreiche Bezirke mit Verkalkungen persistieren. Die native Computertomographie wies fokale Hypodensitäten nach, die auch nach Kontrastmittelgabe hypodens blieben. Im Randbereich konnte fakultativ eine Kontrastmittelanreicherung beobachtet werden, die im Vergleich zu Leberabszessen weniger ausgeprägt war. Gasansammlungen waren nicht obligat, konnten aber auftreten. Dies war dann von hoher diagnostischer Aussagekraft.

Therapieoptionen sind bei singulärer Milzabszedierung eine perkutane Drainage oder Punktion mit Spülung des Herdes. Bei multifokaler Abszedierung wird eine Entfernung des gesamten Organs oder von Teilen davon empfohlen.

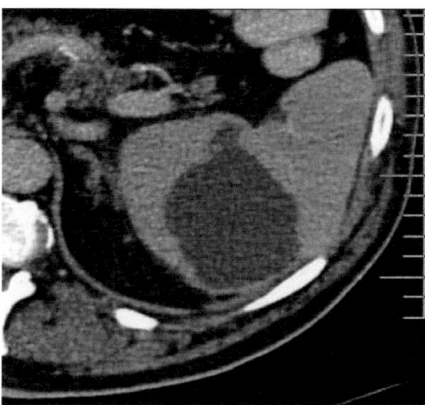

Abb. 4.5 Großer Milzabszess bei Streptokokkensepsis in der CT mit i. v. Kontrastmittel

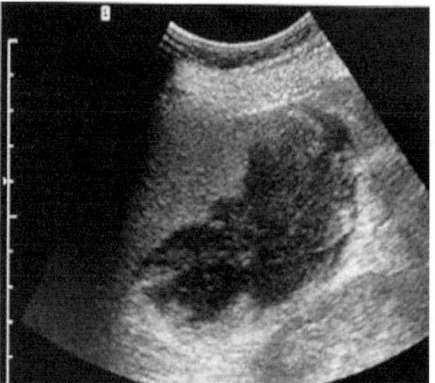

Abb. 4.6 Milzabszess in der nativen Sonographie

Milzmetastasen

Milzmetastasen stellten sich sonomorphologisch aufgrund der Nekrosen innerhalb der metastatischen Formationen nahezu ausnahmslos als unregelmäßig begrenzte, echoarme Raumforderungen dar. Es fanden sich teils solide, teils zystisch imponierende Metastasen. Intrafokale oder periphere Verkalkungen waren selten, traten aber auf. Der für Lebermetastasen typische echoarme Halo (sog. „target"-Zeichen), der sich gewöhnlich bei ca. 30 % aller Milzmetastasen nachweisen lässt [79]), war in der vorliegenden Studie nicht zu beobachten. Computertomographisch konnten nativ zumeist unscharfe, hypodense Raumforderungen abgegrenzt werden, die sich nach Kontrastmittelgabe ausnahmslos deutlicher vom übrigen Milzparenchym demarkierten. Durch nekrotische, regressive oder zystische Areale innerhalb der Metastasen konnten diese ein randständiges oder punktuelles Kontrastmittel-Enhancement aufweisen. In der Magnetresonanztomographie kommen Milzmetastasen nach intravenöser Bolusinjektion von Gd-DTPA für gewöhnlich in der T1-Wichtung hypointens, in der T2-Wichtung hyperintens zur Darstellung. Eine Ausnahme stellen Melanommetastasen dar. Diese können bei hohem Melaningehalt in nativen T1-gewichteten Bildern hyperintens, in T2-gewichteten Bildern hypointens sein. Amelanotische Metastasen zeigen ein ähnliches Signalverhalten wie gewöhnliche Milzmetastasen.

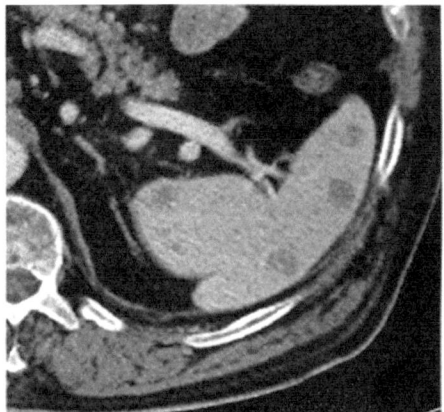

Abb. 4.7 Metastasen eines Ovarialkarzinoms in der CT mit i. v. Kontrastmittel

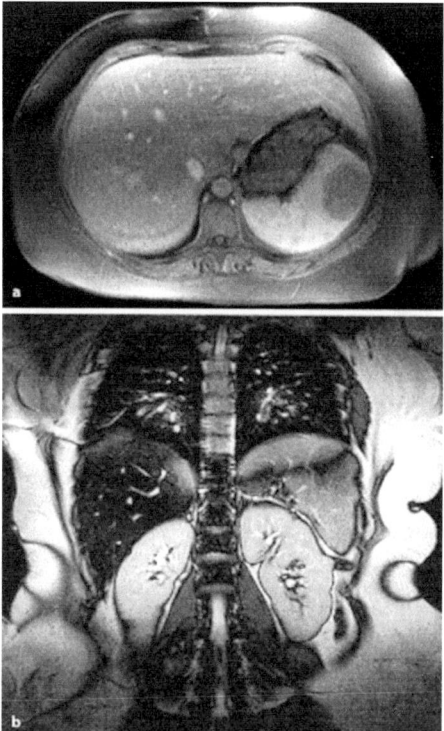

Abb. 4.8 MRT nach i. v. Kontrastierung: Milzmetastase eines Blasenkarzinoms (histologisch gesichert) in der T1-Wichtung in **a** axialer und **b** koronarer Schnittebene

Fokale granulomatöse Milzläsionen

In der Sonographie war die Darstellung granulomatöser Verdichtungen bei Sarkoidose nicht möglich. Das Binnenmuster war diffus inhomogen ohne Nachweis umschrie-bener Rundherde. Eine begleitende Splenomegalie trat auf. Gelegentlich findet man aber diskret echoarme Knoten. Die computertomographische Diagnostik erbrachte bei einem seltenen multifokalen Befall den Nachweis von glatt begrenzten, fokalen Hypodensitäten. Ein feinfleckiges, inhomogenes Kontrastmittel-Enhancement war bei dem häufiger auftretenden diffusen Befall typisch.

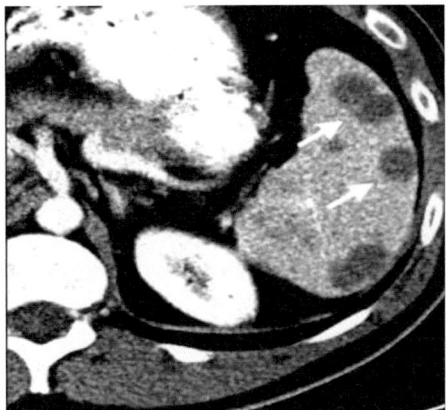

Abb. 4.9 Multifokaler Befall der Milz bei Sarkoidose (Pfeile) in der CT mit i. v. Kontrastmittel

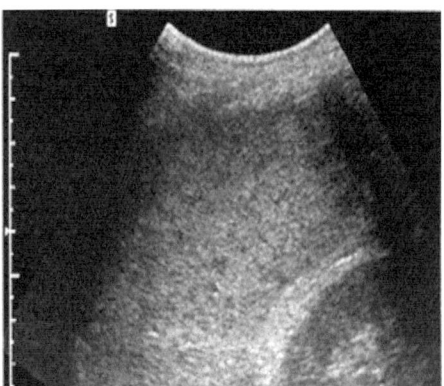

Abb. 4.10 Diffuser Milzbefall einer Sarkoidose in der nativen Sonographie.

Bei Amyloidose der Milz waren sonographisch multiple, echoreiche Raumforderungen im Milzparenchym (sog. „Schinkenmilz") nachgewiesen worden.

Fokale Milzindurationen und -verkalkungen

Während Parenchymvernarbungen als echoarme bzw. hypodense, inhomogene Läsionen zur Darstellung kamen, wiesen Verkalkungen typischerweise ein echoreiches bzw. hyperdenses Binnenmuster mit deutlicher dorsaler Schallauslöschung auf. Häufig traten diese nach Infarkten, abszedierenden Erkrankungen und zystischen Veränderungen des Milzparenchyms auf.

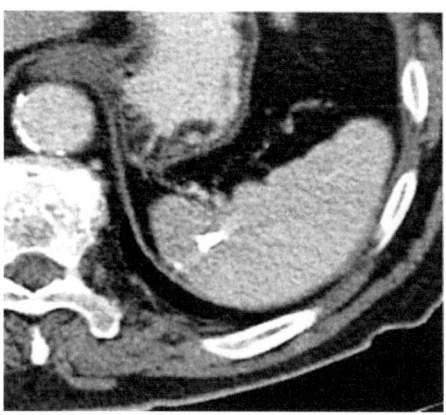

Abb. 4.11 Inzidentelle Milzverkalkung bei bek. alten Milztrauma mit Hämatom in der CT mit i. v. Kontrastmittel

Weitere fokale Milzläsionen

Ein Hamartom (Splenom) trat sonographisch als solide, echoreiche Raumforderung mit teils inhomogenen Anteilen in Erscheinung. In der Computertomographie stellen sich Hamartome in der Regel als inhomogene, hypodense Läsionen mit Kontrastmittelanreicherung dar. In seltenen Fällen sind die Raumforderungen vor und nach Kontrastmittelgabe isodens zum umliegenden Milzparenchym. Zystische Anteile und Verkalkungen sind möglich. Magnetresonanztomographisch sind Hamartome in T1-gewichteten Bildern isointens, in T2-gewichteten Bildern zumeist deutlich hyperintens zum umliegenden Milzgewebe. Die Binnenstruktur ist inhomogen. Nach Gabe von i. v. Kontrastmittel kommt es gewöhnlich zu einem protrahierten, auf Spätaufnahmen jedoch deutlicheren, teils inhomogenen Signalanstieg. Differenzialdiagnostisch muss ein Hämangiom in Betracht gezogen werden.

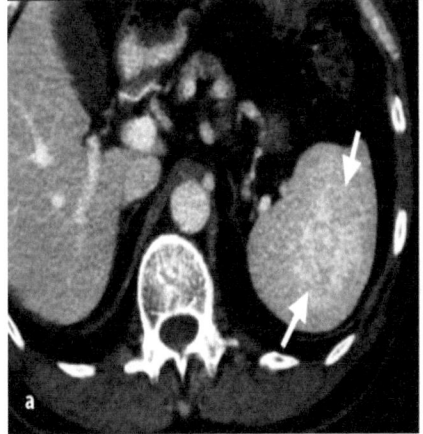
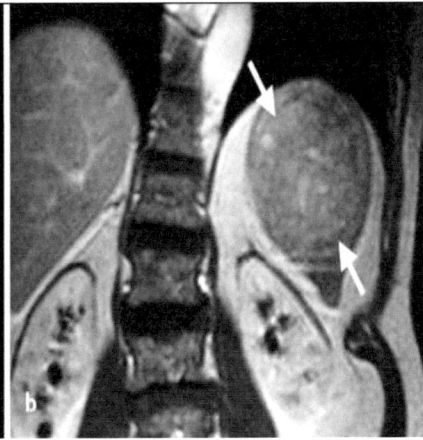

Abb. 4.12 Hamartom der Milz (Pfeile) in der CT mit i. v. Kontrastmittel

Abb. 4.13 Hamartom der Milz (Pfeile) in der MRT mit i. v. Kontrastmittel (T1-Wichtung)

Ein Hämangiosarkom sowie Eisenablagerungen in Form von *Gamna-Gandy*-Körperchen bei Hämosiderose präsentierten sich im Sonogramm ähnlich wie das Hamartom als solide, echoreiche Raumforderungen mit zum Teil inhomogenen Anteilen. (Häm-)Angiosarkome imponieren gewöhnlich computertomographisch als uni- oder multifokale, inhomogene, hypervaskularisierte Raumforderungen. Das Kontrastmittelanflutungsverhalten ist sehr variabel. Hyperdense Areale sind in der Regel ein Hinweis auf eine akute Einblutung oder Hämosiderinablagerungen. Hypodense Areale sprechen meist für Tumornekrosen. In der MRT ist das Signalverhalten in Abhängigkeit vom Alter der Einblutung und dem Ausmaß der Nekrosen ebenfalls sehr variabel. In den meisten Fällen ist ein stark hypervaskularisierter Tumor mit intensiver Kontrastmittelanreicherung zu beobachten.

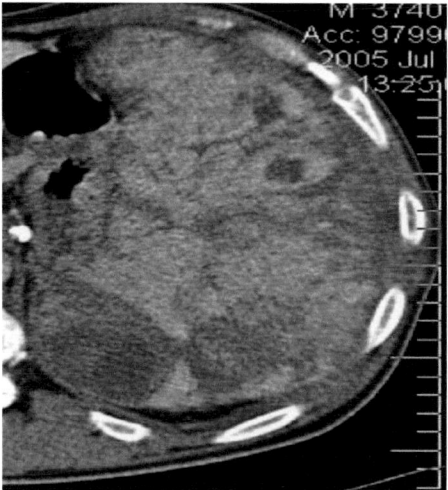

Abb. 4.14 Angiosarkom der Milz in der CT nach i. v. Kontrastierung

Das von der Computertomographie in dieser klinischen Studie nicht detektierte fokale Lymphangiom tritt im Milzparenchym in der Regel als langsam wachsender Tumor mit honigwabenartigem Aufbau der mit Lymphflüssigkeit gefüllten, eng aneinander liegenden dick- und dünnwandigen, hypodensen bzw. echoarmen bis echofreien, Epithel ausgekleideten, zystischen Veränderungen mit oder ohne Verkalkungen auf [75].

Milzläsionen mit diffuser Parenchyminhomogenität
Eine Milzbeteiligung seitens eines Non-Hodgkin-Lymphoms war meist Zeichen der Generalisation des Tumors. Bei Lymphominfiltration der Milz konnten aufgrund des Befallsmusters Rückschlüsse auf die zugrunde liegende histopathologische Entität gezogen werden. Typisch für niedrigmaligne Lymphome war ein feinnoduläres bis rein diffuses Infiltrationsmuster, während hochmaligne Lymphome eher zu einem makronodulären Befall tendierten. Bei rein diffusem Milzbefall war ein starker Reflexreichtum des Organs in der Sonographie charakteristisch. Leukämische Infiltrate und myeloproliferative Erkrankungen traten bei multifokalem Befall als echoarme Raumforderungen im Milzparenchym in Erscheinung. Eine diffuse Organbeteiligung führte zu einer heterogenen Parenchymstruktur. Bei diffus-nodulär infiltrierendem Non-Hodgkin-Lymphom war ein inhomogenes Binnenreflexmuster mit multiplen,

echoarmen bis echofreien Arealen in der sonographischen Diagnostik typisch. Eine Kontrastmittelanreicherung wurde nie beobachtet. Bei rein diffusem Befall ließen sich in der Computertomographie nur in Ausnahmefällen feinnoduläre Hypodensitäten erkennen. Anderweitig konnte das Binnenmuster der Milz auch nach Kontrastmittelapplikation völlig unauffällig zur Darstellung kommen. Die Magnetresonanztomographie erbrachte bei multifokal nodulärem Befall den Nachweis von unscharf begrenzten, hypointensen, nicht Kontrastmittel aufnehmenden Formationen. Das Hodgkin-Lymphom wies sonomorphologisch multiple, echoarme Knoten auf, die in der Computertomographie als hypodense, zum Teil septierte Herde zur Darstellung kamen.

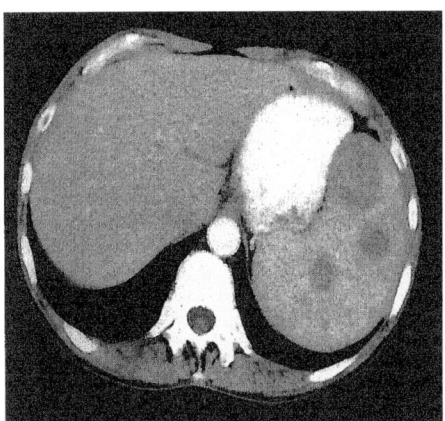

Abb. 4.15 Multifokaler makronodulärer Milzbefall seitens eines hochmalignen Non-Hodgkin-Lymphoms in der CT mit i. v. Kontrastmittel

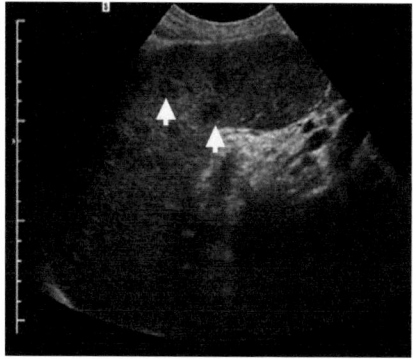 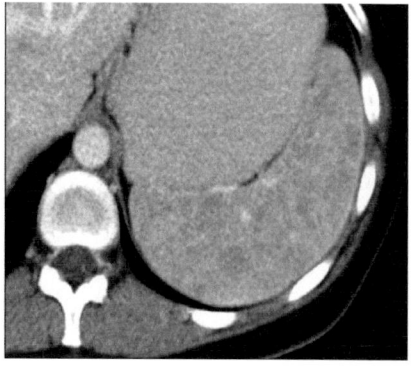

Abb. 4.16 Multifokaler Milzbefall (Pfeile) bei M. Hodgkin in der nativen Sonographie

Abb. 4.17 Multifokaler Milzbefall bei M.Hodgkin in der CT mit i. v. Kontrastmittel

Milzhämatome

In Abhängigkeit vom Alter waren Hämatome in der Computertomographie in frischem Zustand gewöhnlich hyperdens, seltener auch isodens in subkapsulärer oder intraparenchymatöser Lage, ältere Hämatome dagegen waren relativ zum Milzparenchym isodens oder gar hypodens. Nach Kontrastmittelgabe trat eine Demarkierung vom übrigen Milzparenchym auf. Frische Hämatome fielen sonographisch als stark echogene Läsionen auf, die unter Umständen schwer nachweisbar waren und übersehen werden konnten. Innerhalb von Tagen kam es gewöhnlich zu einer Abnahme der Reflexivität. Regressive Veränderungen (Verkalkungen, Zystenbildung, Superinfektionen) traten während der Organisation älterer Hämatome nach durchschnittlich sechs bis acht Wochen auf.

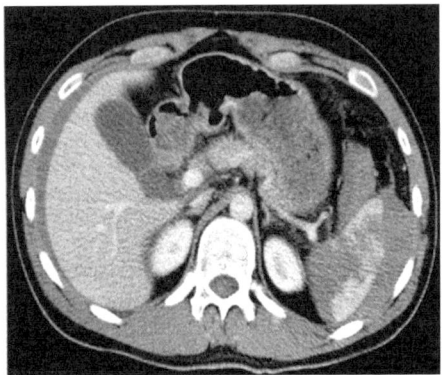

Abb. 4.18 Milzruptur in der CT mit i. v. Kontrastmittel

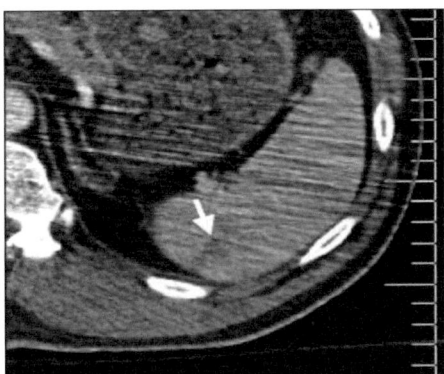

Abb. 4.19 Gedeckte posttraumatische Milzruptur (Pfeil) nach stumpfem Bauchtrauma in der CT mit i. v. Kontrastmittel

Milzinfarkte

Akute Milzinfarkte demarkierten sich in der Sonographie als scharf begrenzte, echoarme, rundliche bis lineare Läsionen mit dorsaler Schallverstärkung. Die in der Literatur immer wieder beschriebene Keilform eines sich akut demarkierenden Infarktes wurde in der vorliegenden Studie in keinem Fall beobachtet. Das sonomorphologische Erscheinungsbild hing in diesem Zusammenhang entscheidend von den begleitenden patho-physiologischen Prozessen wie Ödembildung, Nekrosen, narbig-fibrotische Strukturalterationen oder Einschmelzungen ab. So konnten im weiteren Verlauf regressive Veränderungen (Verkalkungen, pseudozystisch umgewandelte Areale, Fibrosen, kleine Konturdefekte) oder postinfarzielle Komplikationen (subkapsuläre Hämorrhagien, Liquidefizierung des Infarktareals) im infarzierten Milzgewebe auftreten. Zur Erkennung dieser Risikofaktoren waren engmaschige sonographische Kontrollen notwendig.

C. Görg und *G. Zugmaier* unterscheiden zwei sonomorphologische Typen von Infarkten [57]:

- Typ I: kleine oder normal große Milz mit diffuser Strukturinhomogenität und Hyperechogenität sowie fokale echoärmere Infarktareale, bevorzugt bei homozygoter Sichelzellanämie
- Typ II: Splenomegalie mit homogener Textur und solitärem, triangulären, echoreichen peripheren Infarktareal, bevorzugt bei myeloproliferativem Syndrom

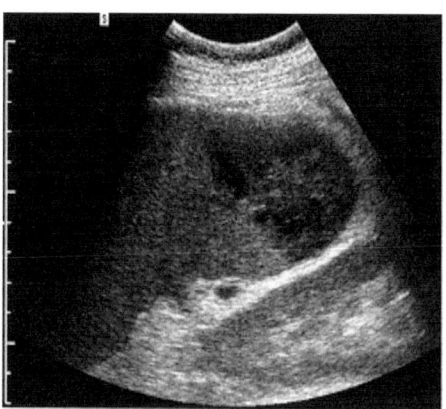

Abb. 4.20 Frischer Milzinfarkt in der nativen Sonographie

In der computertomographischen Diagnostik traten Milzinfarkte im akuten Stadium als glatt begrenzte, subkapsulär gelegene Hypodensitäten in Erscheinung, die einen geringen oder keinen Dichteanstieg nach Kontrastmittelgabe aufwiesen. Im Laufe der Zeit kam es zu einer weiteren Dichteabschwächung, bis sich das infarzierte Areal isodens zum angrenzenden Milzparenchym darstellte. Sekundäre Verkalkungen und Pseudozysten traten auf.

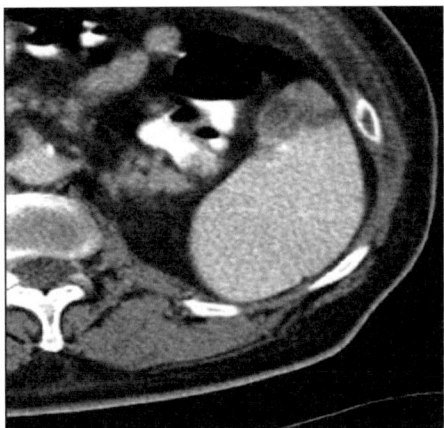

Abb. 4.21 Frischer Milzinfarkt in der CT mit i. v. Kontrastmittel

Splenomegalie

Die häufigste bildmorphologisch verifizierte Veränderung der Milz war in der vorliegenden retrospektiven Studie eine Splenomegalie. Charakteristisch dafür war im Allgemeinen eine homogene Vergrößerung des gesamten Organs. Milzvolumen, Echogenität, Absorptionsverhalten für Röntgenstrahlen bzw. Wasserstoffgehalt des Milzparenchyms erlaubten allerdings keine Rückschlüsse auf die zugrunde liegende Erkrankung. Auch die alleinige klinische Diagnose einer Milzvergrößerung im Rahmen einer bekannten oder unbekannten, primären oder sekundären Grunderkrankung war zu unspezifisch, um daraus Rückschlüsse auf den histologischen Ursprung ziehen oder gar eine histopathologische Klassifizierung der verursachenden Milzaffektion vornehmen zu können.

Das Ausmaß der Vergrößerung der Milz gab aber klinisch differenzialdiagnostische Hinweise. Insbesondere myeloproliferative und myelodysplastische Erkrankungen führten nicht selten zu einer massiv vergrößerten Milz, die sich zuweilen schon bei der abdominellen Palpation bis in das kleine Becken verfolgen lies. Auch Patienten mit Mononucleosis infectiosa hatten zum Teil massiv vergrößerte Milzen, die häufig zur Spontanruptur neigten.

Differenzialdiagnostisch kamen in Frage:
- zirrhotische Lebererkrankungen mit konsekutiver portal-venöser Hypertension (i. d. R. geringe bis mäßige Splenomegalie),
- infektiös-entzündliche Erkrankungen, insbesondere Infektionen mit dem Epstein-Barr-Virus, Brucellen, Plasmodien und dem Parasiten Toxoplasma gondii (i. d. R. geringe bis mäßige Splenomegalie),
- systemische inflammatorische Prozesse aus dem Formenkreis der rheumatologischen Erkrankungen, wie beispielsweise die (juvenile) rheumatoide Arthritis, das *Felty*-Syndrom, das *Still-Chauffard*-Syndrom, das *Reiter*-Syndrom und der Lupus erythematodes disseminatus, die zu einer Mitbeteiligung der Milz führen konnten,
- (primäre und sekundäre) neoplastische Prozesse, vor allem Lymphome, Leukosen und Metastasen (i. d. R. mäßige bis deutliche Splenomegalie),
- hämatologische Erkrankungen, insbesondere die Polyzytaemia rubra vera, die Osteomyelosklerose und eine extramedulläre Blutbildung (i. d. R. deutliche bis massive Splenomegalie),
- Speichererkrankungen, wie der M. Gaucher, die Histiozytose und Sarkoidose (i. d. R. mäßige bis deutliche Splenomegalie).

In der Sonographie ist eine Größenbestimmung der Milz mit Hilfe des sog. Milzindex möglich. Dieser errechnet sich aus dem Produkt aus Länge (L in kranio-kaudaler Richtung), Breite (D an breitester Stelle) und Dicke (T in Höhe des Hilus) der Milz. Das Verhältnis von Feuchtgewicht zu Milzindex beträgt allgemein etwa 1:2-3 [2, 3]. In der vorliegenden Studie lag sonographisch eine Milzvergrößerung vor, wenn mindestens zwei Ausdehnungsrichtungen die Normwerte (11 cm Länge, 7 cm Breite und 4 cm Tiefe) überschritten. Bei planarer, zweidimensionaler Vermessung hatte die vergrößerte Milz demzufolge eine Fläche vom mindestens 60 cm² (5 cm x 12 cm) und bei dreidimensionaler Ausmessung ein Volumen von mindestens 480 cm³ (12 cm x 8 cm x 5 cm).

In der computertomographischen Diagnostik lässt sich das Milzvolumen V_s nach *Prassopoulos et al.* (1997) nach folgender Formel abschätzen:

$$V_s = 30 + 0{,}58 \cdot L \cdot D \cdot T$$

Der Vorteil dieses Bestimmungsverfahrens liegt in der Unabhängigkeit der ermittelten Werte von Alter, Geschlecht, BMI, Größe und Gewicht des Patienten. Unter physiologischen Bedingungen beträgt das errechnete Milzvolumen weniger als 310 ml. Eine Abschätzung der Milzmasse ist durch Multiplikation von V_s mit 1,05 möglich [2, 3].

Nebenmilzen und Splenose
Nebenmilzen imponierten in der Bildgebung meist als solitäre, seltener multiple, homogene, milzisoechogene/-isodense/-isointense, runde bis ovoide Läsionen mit einem planaren Diameter von ca. 2 - 3 cm. Davon abzugrenzen war die posttraumatisch oder iatrogen nach Splenektomie auftretende, seltene Splenose, die gewöhnlich von variabler Form und irregulärer Begrenzung ist und im Gegensatz zur Nebenmilz über keine eigne Kapsel und über keinen eigentlichen Hilus verfügt. Zur definitiven Diagnostik beider Bildphänomene wurden gegebenenfalls szintigraphische Methoden eingesetzt.

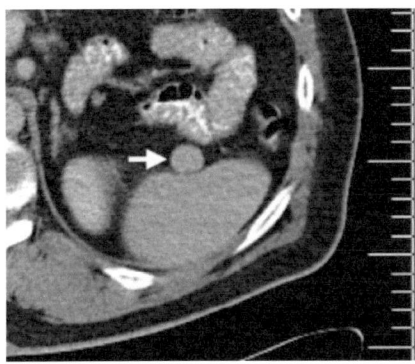
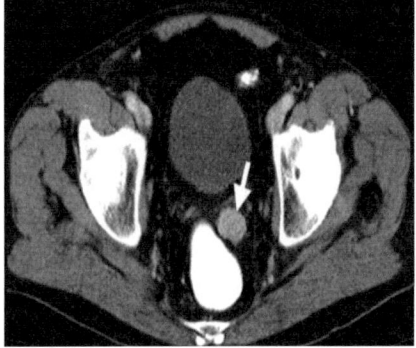

Abb. 4.22 Perilienale Nebenmilz (Pfeil) am Milzhilus in der CT mit i. v. Kontrastmittel

Abb. 4.23 Pararektal versprengtes Milzgewebe (Pfeil) nach Trauma (Splenose) in der CT mit i. v. Kontrastmittel

5 Diskussion

5.1 Studiendesign

Studien [18, 19, 35, 36] mit einem Vergleich von zwei oder mehreren bildgebenden Verfahren bezüglich der Detektion und Diagnostik von Milzläsionen auf der Basis eines histologischen Goldstandards sind selten. Diese sind meist retrospektiv konzipiert und häufig nicht randomisiert. Goldstandard ist meist ein einziges Bildgebungsverfahren, für gewöhnlich die Sonographie oder Computertomographie, in den neueren Studien auch die Magnetresonanztomographie. Eine histologische Aufarbeitung und damit Absicherung der bildgebenden Diagnosen erfolgt nur partiell oder überhaupt nicht. In der gesamten deutsch- und englischsprachigen Literatur existieren wenige Studien, die die Sonographie und die Schnittbildverfahren auf ihre Wertigkeit und klinische Relevanz in der Abklärung von fokalen Milzläsionen untersuchen. Im Rahmen der Literaturrecherche sind drei Arbeiten [38, 46, 56] eruiert worden, deren Design unter anderem die Bestimmung der Höhe der Validitätsparamter der diagnostischen Verfahren ermöglichen. Zudem werden Faktoren, die auf die Ergebnisse der bildgebenden Befunde Einfluss nehmen, in den Vergleichsstudien oftmals nicht diskutiert. Die diagnostische Wertigkeit eines bildgebenden Verfahrens hängt jedoch wesentlich davon ab, ob und welche Informationen im Vorfeld über Milzraumforderungen vorhanden sind und zur aktuellen Bildgebung herangezogen werden (= Einbeziehungs-Bias).

Durch die fehlende histologische Aufarbeitung vieler Bildgebungsdiagnosen sind keine artdiagnostischen Aussagen über Milzveränderungen möglich. Die Aussagen sind limitiert auf beschreibende Diagnosen oder Verdachtsdiagnosen, insbesondere bei diffusen Infiltrationen. Nur die histologische Diagnosesicherung aber erlaubt eine artdiagnostische Einordnung von bildmorphologisch detektierten Milzveränderungen und bestimmt in den meisten Fällen das prognostisch relevante und therapeutische Prozedere. Die Verifizierung und Falsifizierung der an der Universitätsklinik Regensburg erstellten Diagnosen der untersuchten bildgebenden Verfahren über fokale Milzveränderungen erfolgte mit Hilfe der nach radikaler oder partieller Splenektomie oder Probebiopsie des Milzparenchyms erstellten histologischen Gutachten. Dabei spielte die gezielte, sinnvolle Auswahl von Einschlusskriterien für zu berücksichtigende, bildgebende Befunde ebenso eine entscheidende Rolle wie die Auswahl eines geeigneten Referenz-/Goldstandards, der mit den durchgeführten Befunden korrespondierte. Die histologische Diagnosesicherung war in der vorliegenden Studie somit Goldstandard bzw. Referenzstandard zur Bestätigung und Nicht-Bestätigung der Detektionsergebnisse und Diagnosen aus der Bildgebung. Zum Zwecke einer optimierten Datenerhebung wurden diese histologischen Befunde sequentiell akquiriert, katalogisiert und klassifiziert. Die Gewinnung des notwendigen Materials mit anschließender zytologischer und/oder histologischer Aufarbeitung erfolgte entweder durch radikale Entfernung des gesamten Organs bzw. von Teilen davon oder durch Feinnadelaspirationen/Stanzbiopsien des Milzparenchyms. Postpunktionelle Blutungen traten dabei nie auf. Die histologische Aufarbeitung erbrachte den Nachweis von primären oder sekundären Milzveränderungen sowie von unspezifischen, nur mikroskopisch nachweisbaren Alterationen des Parenchyms, bei denen ein direkter Nachweis in der Bildgebung nicht möglich war, zum Beispiel bei sinusoidaler Fibrosierung, lokaler Hyperämie oder Trabekelfibrose des Parenchyms (= Splenom).

Limitationen der retrospektiven Studie
Der Schwachpunkt von teils unvollständigem und teils in zu geringer Anzahl vorhandenem Datenmaterial von retrospektiv konzipierten Studien und die damit einhergehende eingeschränkte Validität der aus der Datenanalyse abgeleiteten Güteparameter war auch in dieser Arbeit evident. Die beschränkte Anzahl an Milzalterationen von insgesamt 95 Milzaffektionen i. e. S. und 106 Milzaffektionen i. w. S. erlaubt keine allgemeingültigen, signifikanten Aussagen über die tatsächliche Güte der untersuchten Bildgebungsverfahren in deren Detektion und Diagnostik. Zudem haben retrospektiv erhobene Daten prinzipiell immer ein niedrigeres Evidenzniveau als durch prospektive Studien erhobenes Datenmaterial. Die retrospektive Analyse bot allerdings den Vorteil, die tatsächlich stattgehabte Vorgehensweise in der Diagnostik von Milzläsionen am Universitätsklinikum Regensburg im Untersuchungszeitraum von insgesamt acht Jahren (1996 - 2003) genau abbilden zu können.

Darüber hinaus war die retrospektive Auswertung der Bilddatensätze nur eingeschränkt gültig für das in der Studie vorliegende Patientenkollektiv. Dies hat fünf Gründe:
- Das verwendete Patientengut war nicht normalverteilt und somit nicht repräsentativ für die zu interessierende Gesamtpopulation im Einzugsgebiet des Universitätsklinikums Regensburg.

- Die Erhebung der für die Studie relevanten Befunde aus den histologischen Gutachten und der Bildgebung erfolgte sowohl transversal im Sinne einer Querschnittstudie bzw. -metastudie als auch longitudinal über einen längeren Beobachtungszeitraum im Sinne einer Verlaufsbeobachtung von durch Bildgebungsverfahren bereits diagnostizierten Milzveränderungen, sofern eine longitudinale Betrachtung bei den entsprechenden Patienten überhaupt möglich war, also mindestens zwei bildgebende Befunde vorhanden waren. Damit erfolgte aber eine Vorselektion der akquirierten histologischen und Bildgebungsbefunde über Milzläsionen in Bezug auf das in der Studie verwendete Patientenkollektiv.

- Die Qualität der Befunde aus der Bildgebung hing wesentlich von der Erfahrung der Untersucher und den Untersuchungsbedingungen ab, die nicht immer vergleichbare und reproduzierbare Ergebnisse gewährleisteten. Die Genauigkeit der Erfassung der Milzveränderungen pro Untersucher und kontrollierbare, standardisierte Untersuchungsgänge spielen für die Berechnung der Validitätsparameter aber eine entscheidende Rolle.

- Die Einhaltung dieser Standards war nicht zu gewährleisten, da eine einheitliche Grundlage zur Auswertung der akquirierten Befunde nicht vorhanden war. Die ermittelten Validitätsparameter haben somit nur eingeschränkte Aussagekraft. Diese ließen sich aber durch Angabe des jeweiligen Konfidenzintervalls quantifizieren und haben innerhalb dieses Bereichs auf dem festgelegten Signifikanzniveau α Gültigkeit. Somit lässt sich zumindest ein Trend hinsichtlich der Allgemeingültigkeit der gewonnenen Untersuchungsergebnisse und den daraus ermittelten Validitätsparametern ableiten.

- Ein Anspruch auf Vollständigkeit aller zur Ergebnisfindung notwendigen Daten kann nicht erhoben werden, weil Datenmaterial zum Teil nicht eruierbar oder für eine sinnvolle Verwertung nicht geeignet war. Viele Befunde mussten aus peripheren Häusern und Arztpraxen angefordert werden, weil eine Suche in den lokalen Datenarchivierungssystemen des Universitätsklinikums erfolglos blieb. Die Ergebnisse aus den bildgebenden Befunden sind somit im Hinblick auf die Selections-Bias nur eingeschränkt aussagefähig.

Gute Klinische Praxis („Good Clinical Practise") ist prinzipiell nur dann gewährleistet, wenn ein evidenzbasiertes, standardisiertes und strukturelles Vorgehen unter Berücksichtigung einer vollständigen Datenakquisation sowie der Qualität, Wirksamkeit und des ökonomischen Einsatzes der bildgebenden Verfahren möglich ist.

Wichtige Parameter zur Beurteilung einer guten klinischen Praxis sind hierbei die sog. Effectiveness, Efficacy und Efficiency der bildgebenden Verfahren [20]:
- Effectiveness (Wirkung)
  = Wirksamkeit eines Bildgebungsverfahrens im Sinne der Erreichbarkeit von vorher definierten diagnostischen und therapeutischen Zielen unter standardisierten Untersuchungsbedingungen, z. B. Lebensverlängerung oder Lebensqualität.
- Efficacy (Wirksamkeit)
  = Qualität bzw. Validität der erhaltenen Ergebnisse einer diagnostischen Untersuchungsmethode unter kontrollierten Bedingungen.
- Efficiency (= ökonomische Effizienz)
  = Maßzahl zur Quantifizierung und Abwägung von Kosten und Konsequenzen des Einsatzes von Bildgebungsverfahren (= Kosten-Effektivität).

Nach Auswertung der in diese retrospektive klinische Studie mit aufgenommenen Fälle von splenektomierten und probebiopsierten Patienten kann also insgesamt feststellt werden, dass sich zwar durchaus signifikante Aussagen über die Detektions- und Diagnoseleistungen der Bildgebungsverfahren treffen ließen, diese aber nur tendenziell und in erster Näherung die tatsächliche Höhe der Gütekriterien widerspiegeln und sich dabei nur auf das verwendete Patientenkollektiv anwenden lassen. Eine Ausweitung der Ergebnisse auf ein größeres Patientenkollektiv scheint allerdings möglich zu sein.

5.2 Ergebnisse aus histologischen Gutachten

In der vorliegenden retrospektiven klinischen Studie wurden in den analysierten histologischen Gutachten insgesamt 40 Klassen und Subklassen von Milzläsionen beschrieben, die entweder als Alteration von originären Milzgewebe oder als sekundäre Manifestation systemischer Grunderkrankungen in der Milz auftraten. Das histologische Gutachten als Goldstandard dieser Studie stellte die notwendige Bedingung für die Erfüllung einer ausreichenden Validität der Arbeit dar. Durch Vergleich der histologischen Gutachten für die in die Studie mit eingeschlossenen Patienten mit den Diagnosen der bildgebenden Befunde war eine Berechnung der Güteparameter jedes bildgebenden Verfahrens möglich. Die Güteparameter waren innerhalb des angegebenen Konfidenzintervalls ausreichend valide. Die Validität der

Detektionsergebnisse aus den histologischen Befunden konnte jedoch innerhalb der ermittelten Konfidenzintervalle variieren, da

- die Qualität der histologischen Diagnosen unter anderem auch vom subjektiven Erfahrungsgrad des befundenden Pathologen abhing.
- die Schichtdicke für die makroskopische Beurteilung des Milzparenchyms von durchschnittlich 1,0 cm variieren konnte. Es war davon auszugehen, dass diese unter der Voraussetzung einer vollständigen Erfassung sämtlicher Parenchymanteile und angrenzender mitresezierter perisplenischer Gewebsanteile für die Erfassung des gesamten Binnenraums der Milz und der darin auftretenden Alterationen ausreichend klein schien.

Eine statistische Signifikanzprüfung war nur möglich, wenn die Berechnung der Validitätsparameter auf der gleichen histopathologischen Grundgesamtheit basierte. Dazu erfolgte eine Klassifizierung der histologischen Befunde nach dem Verteilungsmuster der Erkrankungsprozesse, wie sie für einen Milzbefall typisch erschienen. Dabei waren in Vergleichsstudien häufig in der Milz auftretende Veränderungen auch in der vorliegenden Arbeit häufig. Vor allem Abszesse, Hämangiome, Zysten, fokale und diffuse Metastasen von gastrointestinalen Tumoren, Mamma-Karzinomen und Lymphomen waren die häufigsten patho-logischen Befunde. In diesem Zusammenhang ist auch zu erwähnen, dass Infarkte der Milz per se und primär keine raumfordernde Wirkung hatten. Diese trat nur dann auf, wenn es zu sekundären Veränderungen, wie zum Beispiel Verkalkungen, Zystenbildung oder fibrotischen Veränderungen kam oder wenn per definitionem ein planarer Diameter der Rundherde von mindestens zwei Zentimetern vorlag.

Die im Rahmen dieser Erkrankungen auftretenden morphologischen Veränderungen des Milzparenchyms traten klinisch häufig nur mit einer inzidentellen, unspezifischen Splenomegalie in Erscheinung. Eine Vielzahl solider Raumforderungen und diffuser Infiltrationen führten allerdings zu keiner oder nicht signifikanten Vergrößerung des Organs. Andererseits konnte eine Splenomegalie vorhanden sein, obwohl das Milzparenchym keine fokalen histopathologischen Veränderungen aufwies.

5.3 Ergebnisse aus komplementären Bildgebungsverfahren

5.3.1 Überblick

Der Nachweis und die Charakterisierung von strukturellen und funktionellen Veränderungen des Milzparenchyms erfolgen heutzutage weitestgehend unter Einsatz nicht invasiver Untersuchungsverfahren. Diese können schnell und mit wenig Aufwand für Arzt und Patient durchgeführt werden. Der medizinisch-technische Fortschritt eröffnet mit zunehmender Verbesserung der Bildauflösung der Sonographie und der Schnittbildverfahren immer mehr und bessere Möglichkeiten, die Größe, Form und Binnenstruktur der Milz auf nicht invasivem Wege zu beurteilen sowie exakte topographische Beziehungen milzeigener und angrenzender physiologischer, aber auch pathologischer Veränderungen zu erfassen.

Die häufigsten Indikationen zum Einsatz bildgebender Verfahren in der Milzdiagnostik, insbesondere der Sonographie und Computertomographie, stellten die Diagnostik einer Splenomegalie sowie die Abklärung fokaler zystischer und solider Milzveränderungen dar. Deren Einsatz ist in der Detektion sowie Primär- und weiterführenden Diagnostik unverzichtbar. Bildgebungsverfahren werden prinzipiell dann eingesetzt, wenn die akute Symptomatik einen Milzbefall vermuten lässt, vor allem bei klinisch diagnostizierter Splenomegalie, oder wenn Milzveränderungen bereits durch die bekannte Epikrise oder vorangegangene Befunde anderer bildgebender Verfahren festgestellt werden konnten. Die meisten fokalen Milzalterationen werden allerdings indirekt bzw. zufällig in der Primärdiagnostik von extralienalen Krankheitsprozessen im Rahmen der Routinediagnostik des Abdomens entdeckt. In diesem Fall ist von inzidentellen Raumforderungen auszugehen, die lange Zeit klinisch inapparent oder asymptomatisch bleiben und für den Patienten selbst nicht abklärungsbedürftig sind.

Daneben stellen die Verlaufskontrolle sowie das Screening und Staging von systemischen Erkrankungen, insbesondere von malignen Lymphomen, ein weiteres gemeinsames Einatzgebiet der Sonographie und der Schnittbildverfahren dar, sofern ein (diffus-)nodulärer Befall der Milz vorliegt. Im Rahmen des Stagings und der Nachsorge von Tumorerkrankungen handelt es sich hierbei in der Regel um sekundäre Milztumoren. Häufig sind es Mamma-, Bronchial-, Nieren-, Magen- und Pankreaskarzinome, kolorektale Karzinome, aber auch endokrine Tumoren, Keimzelltumoren und vor allem Melanome, die in das Milzparenchym metastasieren [83, 87]. Neu detektierte Filiae entstehen meist auf dem Boden von primär nicht detektierten Metastasen oder seltener durch eine unzureichende Resektion. Dabei spielen die Anzahl, Größe und Topographie der malignen Herde eine wichtige Rolle für eine evtl. Operationsindikation, das potentielle chirurgische Vorgehen und die Prognose. Somit besitzt die bildgebende Diagnostik auch einen hohen Stellenwert für eine adäquate Therapieplanung.

Zur Primärdiagnostik, zum Screening und Staging der Milz bietet sich die konventionelle Sonographie prinzipiell als erstes bildgebendes Untersuchungsverfahren an. Bei klinisch eindeutiger Symptomatik und sonographisch nachgewiesener Milzläsion kann auf eine weiterführende CT-, MRT- oder nuklearmedizinische Diagnostik verzichtet werden. Zur Abklärung unklarer sonographischer Primärbefunde und zur Differenzialdiagnostik von fokalen Milzveränderungen kann als alternatives Verfahren neuerdings auch die Kontrastmittel-Sonographie eingesetzt werden. Diese befindet sich allerdings weiterhin im Experimentalstadium. Das Kontrastmittelaufnahmeverhalten einiger Milzraumforderungen, insbesondere von Infarkten, Zysten, Hämangiomen, Splenomen und traumatischen Milzläsionen, erlaubt Aussagen über deren Dignität. In seltenen Fällen können diese Milzveränderungen nachgewiesen werden, obwohl sie im B-Bild nicht nachweisbar waren (*K. Schlottmann*, persönliche Beobachtungen). Dies wird zukünftig wohl eine weiterführende Diagnostik einsparen, da scheinbar weder die additiv zur sonographischen Diagnostik eingesetzte Computertomographie noch die Magnetresonanztomographie die Treffsicherheit und Artdiagnostik der kontrastmittelunterstützten Sonographie signifikant übertreffen können.

Zur Abklärung weiterhin unklarer Befunde und zur Verlaufskontrolle von fokalen Milzprozessen, insbesondere von zystischen und abszedierenden Raumforderungen sowie von Hämangiomen, kann neben der Sonographie auch die Computertomographie eingesetzt werden. Die Nativ-CT ist jedoch nicht in der Lage, sonographisch darstellbare Tumoren sicher nachzuweisen. Diese ermöglicht lediglich den Nachweis von traumatischen Milzläsionen mit akuter Hämorrhagie und (posttraumatischen, -infektiösen) Verkalkungen. Deshalb erfolgt ihr Einsatz zumeist unter Kontrastmittelapplikation. Sie bietet sich auch an, wenn eine sonographische Diagnostik aufgrund schlechter Schallbedingungen schwierig ist, zum Beispiel bei der Suche nach Infektfoki oder zum Nachweis von Milzrupturen nach stumpfem Bauchtrauma. Daneben wird die kontrastmittelunterstützte Computertomographie häufig zur prä- und postoperativen Diagnostik eingesetzt, um andere, sonographisch schwierig zu beurteilende, extralienale Regionen zu untersuchen.

Die Computertomographie hat in den letzten zehn Jahren trotz der zunehmenden Bedeutung der Magnetresonanztomographie keinen großen Imageverlust in der Abdomen-, respektive Milzdiagnostik, erlitten. Dies ist hauptsächlich auf die breite Verfügbarkeit der CT-Geräte und grundlegende Weiterentwicklungen im technischen Bereich zurückzuführen. Seit der Einführung der Spiral-Technik im Jahre 1989 ist eine schnelle und lückenlose Erfassung eines großen Datenvolumens möglich. Dadurch ist insbesondere eine verbesserte diagnostische Ausnutzung des applizierten Kontrastmittelbolus möglich.

Die Magnetresonanztomographie nimmt in der Primärdetektion von fokalen Milzveränderungen noch eine marginale Rolle ein. Als alternatives Bildgebungsverfahren zur Computertomographie und Sonographie hat sie in den letzten Jahren allerdings immer mehr an Bedeutung gewonnen. Bei der weiterführenden Charakterisierung von fokalen Milzläsionen erweist sich der dynamische Einsatz von Kontrastmitteln in der Magnetresonanztomographie als sehr hilfreich, insbesondere zur Darstellung hypovaskularisierter Veränderungen, die sich sonographisch und computertomographisch nicht eindeutig zuordnen lassen. Die kontrastmittelunterstützte MRT hat den Vorteil eines hohen methodeninhärenten Weichteilkontrastes, der insbesondere bei wasseräquivalenten bzw. liquiden fokalen Milzveränderungen eine bessere Abgrenzung zum physiologischen Milzparenchym erlaubt. Als additives bildgebendes Verfahren leistet sie hierbei wichtige Hilfestellung in der Differenzialdiagnostik von soliden und liquiden Milzarealen. Spezielle Fettsättigungstechniken verbessern zudem die Abgrenzbarkeit bestimmter fokaler Milzläsionen. In diesem Zusammenhang ist dieses Schnittbildverfahren der Computertomographie wohl in der Detektion und Verlaufskontrolle von fungalen Mikroabszessen überlegen [87]. Die Diagnostik von diffusen Milzveränderungen dagegen bereitet auch diesem Schnittbildverfahren neben der Sonographie und Computertomographie erhebliche Schwierigkeiten. Die meisten diffusen Infiltrationen führen gewöhnlich nur zu einem unspezifischen, inhomogenen Signalanstieg des gesamten Milzparenchyms und erlauben weder eine sichere Detektion noch eine ausreichende Artdiagnostik. Die Computertomographie wird sie deshalb als konkurrierendes Schnittbildverfahren mit aller Wahrscheinlichkeit auch in nächster Zukunft nicht verdrängen können, da eine flächendeckende Versorgung mit MR-Geräten häufig schon aus finanziellen Gründen scheitert. Zudem kommt der Magnetresonanztomographie als konkurrierendem Verfahren zur Computertomographie und Sonographie in der Abklärung des

Milzstatus nach abdominellem Trauma keine große Bedeutung zu, da eine adäquate Überwachung von polytraumatisierten Patienten während des Untersuchungsscans nur unzureichend möglich und die Datenakquisitionszeit zu lange ist.

Die nuklearmedizinischen Bildgebungsverfahren haben in der (Primär-)Detektion und Diagnostik von Milzläsionen aufgrund ihrer zu geringen artdiagnostischen Genauigkeit keinen entscheidenden Stellenwert erlangt. Ihr Einsatz ist unter funktionellen Gesichtspunkten zur Abklärung eines Hyperspleniesyndroms, einer Splenose und von Nebenmilzen sowie zur Lokalisationsdiagnostik des Abbaus alterierter Erythrozyten beim M. *Werlhof* gerechtfertigt. In ausgewählten Einzelfällen können sie zur Eingrenzung der Diagnostik bekannter Tumoren mit charakteristischem dynamischen Radionuklid-Uptake herangezogen werden, zum Beispiel von hochaggressiven Non-Hodgkin-Lymphomen der B-Zell-Reihe.

Invasive Verfahren in der Milzdiagnostik sind für den Patienten mit Risiken verbunden, vor allem bei multimorbiden Patienten mit konsumierenden oder immunkompromittierenden Erkrankungen und Behandlungsregimen. Angiographische Verfahren konkurrieren zudem mit der MRA und CTA bei etwa gleicher Trennschärfe. Probebiopsien sind nur bei solchen fokalen Milzläsionen indiziert, die

- durch die vorausgegangene Diagnostik nicht eindeutig artdiagnostiziert werden konnten
- in ihrer Dignität nicht eindeutig beurteilt werden können und
- wenn die Lokalisation im Milzparenchym eine sonographie- oder computertomographiegesteuerte Punktion der Raumforderung überhaupt möglich macht.

5.3.2 Sonographie

Die Sonographie wird als Standarduntersuchungsverfahren zur Beurteilung von Größe, Form, Echotextur, Organbegrenzung und Lagebeziehung der Milz zu den Nachbarorganen und -strukturen sowie in der Primärdiagnostik und Verlaufskontrolle von fokalen Milzläsionen eingesetzt, insbesondere von zystischen, abszedierenden und angiomatösen Prozessen, sowie von systemischen Erkrankungen mit diffusnodulärer Milzinfiltration. Durch die fehlende Strahlenbelastung ist im Prinzip keine nennenswerte Alteration des Milzparenchyms zu erwarten. Eine hochfrequenzinduzierte fokale Erwärmung des Parenchyms von bis zu 3° Celsius [2] ist beschrieben worden, ohne aber zu nennenswerten Veränderungen der Organstruktur und -funktion geführt zu haben. Ein Nachweis von soliden Raumforderungen mittels B-Mode-Sonographie war in der vorliegenden Studie ab einem Durchmesser von 0,8 - 1 cm möglich. In bestimmten Fällen lassen sich Herde auch mit einem Durchmesser von deutlich weniger als 1 cm nachweisen, insbesondere bei Systemerkrankungen, Metastasen und Infarkten, wenn zwischen echoarmen Herd und Milzparenchym ein deutlicher Impedanzsprung auftritt, sodass die Foci reflexärmer als das umgebende Milzgewebe erscheinen [9, 12, 13].

Fokale Raumforderungen stellen den Ultraschalluntersuchenden häufig vor differenzialdiagnostische Probleme. Eine Abgrenzung von soliden Herden und deren differenzialdiagnostische Einordnung sind nur bedingt möglich. Die Dignität dieser soliden Herde kann hier letztlich nur durch den sonomorphologischen Befund, eine Verlaufsbeobachtung unter engmaschiger sonographischer Kontrolle und gegebenenfalls durch interventionelle Maßnahmen oder eine radikale/partielle Milzexstirpation gesichert werden. Voraussetzungen für eine sonographische Dignitätsbeurteilung sind ein hochauflösendes Ultraschallgerät mit Frequenzen über 5 MHz, erfahrene Diagnostiker und geeignete Untersuchungsbedingungen. Für Benignität sprechen singuläre, echofreie bzw. infolge Lufteinschlüssen oder Kalzifikationen echoreiche Raumforderungen/Läsionen. Echoreiche oder gemischt echogene Milzaffektionen mit multifokalem oder diffus-nodulärem Verteilungsmuster, Nodi/ Noduli mit „Target Sign" und zusätzliche, im Abdomen auftretende Neoplasien sind Hinweise auf Malignität [9, 12, 13, 79].

Durch den Einsatz der Ultraschallkontrastmittel Levovist® und Sonovue® scheint eine artdiagnostische Differenzierung besser zu gelingen. Der Einsatz der Kontrastmittel erfolgt zur sekundären Abklärung von im Vorfeld durch konventionelle sonographische Untersuchungen bereits detektierten, aber artdiagnostisch unklaren, suspekten Milzveränderungen. Eine signifikante Verbesserung der Gesamtsensitivität der Sonographie wurde in der vorliegenden klinischen Studie nicht erzielt. Ursächlich war die zu geringe Anzahl an Untersuchungen unter Kontrastmittelgabe von insgesamt 13 Fällen im Zeitraum von 1996 bis 2003. Bei höheren Untersuchungszahlen ließe sich auch hier - dem Grenzwertsatz großer Zahlen folgend - sicherlich eine Verbesserung der Gesamtsensitivität erzielen, weil die Kontrastmittelsonographie in allen Untersuchungsgängen, in denen sie zur weiterführenden Abklärung unklarer, suspekter Befunde nach der nativen B-Mode-Sonographie eingesetzt wurde, eine sichere Detektion und artdiagnostische Eingrenzung ermöglichte. Die Sonographie mit Kontrastmitteln der zweiten Generation scheint von herausragender Bedeutung bei der Artdiagnostik sowie orientierenden Dignitätsbeurteilung von nahezu allen fokalen Milzveränderungen mit relativ zum umgebenden Parenchym verringertem oder erhöhtem Blutfluss zu sein. Insbesondere Infarkte, intrasplenische Hämorrhagien und Nekrosen sowie nicht vaskularisierte Zysten, Hämangiome und Splenome sind damit besser darstellbar [1, 62]. So ermöglicht diese zum Beispiel eine bessere Demarkierung von Infarkten in insbesondere Arealen mit inhomogener Binnentextur. Eine Ausnahme scheinen kleine kapilläre Hämangiome darzustellen, die zwar häufig in der konventionellen Sonographie detektiert werden können, nach Kontrastmittelgabe aber in allen Phasen der Untersuchung ein ähnliches dynamisches Vaskularisations- und damit Kontrastmittelaufnahmeverhalten zeigen wie das umgebende Milzparenchym und so einer Detektion entgehen. Größere kapilläre Hämangiome erscheinen zudem erst in der Spätphase als meist echoarme Herde relativ zum umgebenden Milzparenchym [70], vermutlich aufgrund der regressiven Veränderungen im Zentrum.

Durch eine selektive Darstellung des Milzparenchyms und von pathologischen Veränderungen über die venöse Phase der Kontrastmittelapplikation hinaus (Latephase-imaging), ist oftmals eine Abgrenzung von benignen und malignen Raumforderungen möglich. Im Gegensatz zur konventionellen erlaubt die kontrastmittelverstärkte Sonographie mit dem Harmonic-Imaging- und Phasen-Inversions-Modus eine sehr gute Detektion und Demaskierung von diesen fokalen Raumforderungen. Der Nachweis von nativ echoarmen, aber stark vaskularisierten, solitären Herden ist nach Kontrastmittelgabe jedoch bereits in der früharteriellen Phase möglich. Der artdiagnostische Zugewinn liegt nach *C. Görg* und *T. Bert* hier bei ca. 48 % [1]. Zudem erleichtert bzw. ermöglicht die kontrastmittelunterstützte Sonographie eine von klinischen und bildgebenden Vorbefunden unabhängige Diagnostik von akzessorischen Milzen. Die Wertigkeit der kontrastmittelunterstützten Sonographie in der Detektion von fokalen Herden bei inhomogener Parenchymtextur der Milz bleibt allerdings weiteren Studien vorbehalten [1, 79]. Dagegen scheint der Einsatz von Kontrastmitteln zur Abklärung von diffusen Milzinfiltrationen gegenüber der konventionellen Sonographie weder einen zusätzlichen Nutzen in der Detektion noch in der Artdiagnostik zu erbringen, insbesondere wenn sich bildmorphologisch eine normal große Milz darstellt, in der der Verdacht auf eine Parenchymalteration aufgrund des fehlenden Kriteriums einer mit einhergehenden Splenomegalie nicht erhärtet werden kann. Es wird wohl auch nicht zu erwarten sein, dass die kontrastmittelverstärkte Sonographie eine wesentliche Bedeutung in der ätiopathogenetischen Abklärung einer Splenomegalie erlangen wird [79]. Auch scheint eine sichere Unterscheidung von Hodgkin- und Nicht-Hodgkin-Lymphomen und ihres

Malignitätsgrades mit ihrer Hilfe nicht möglich zu sein. Niedrigmaligne Non-Hodgkin-Lymphome tendieren wohl eher zu einer rein diffusen bis mikronodulären, hochmaligne Non-Hodgkin-Lymphome eher zu einer (diffus-)makronodulären Infiltration.

Ein routinemäßiger Einsatz der farbkodierten Duplexsonographie in der Diagnostik von fokalen Milzläsionen ist nicht notwendig. Diese leistet zwar Hilfestellungen in der Bestätigung der Detektion von soliden Milzveränderungen durch die konventionelle B-Mode-Sonographie durch Charakterisierung deren Vaskularisationsprofils, ihr Beitrag zur Differenzial- und Artdiagnostik scheint hier aber gering zu sein und variiert je nach Studie [11, 14, 58, 59, 60, 61] zwischen 5 und 50 %, da ca. 60 - 80 % der Milzläsionen entweder avaskularisiert bzw. bei tiefer Lage im Milzparenchym pseudoavaskulär, hypo- oder isovaskulär zum Milzparenchym erscheinen und nur ein kleiner Anteil als hypervaskuläre Veränderungen zur Darstellung kommt. Die diagnostische Treffsicherheit wird dadurch - unabhängig vom subjektiven Erfahrungsgrad der Untersucher - scheinbar nicht erhöht.

Die zahlreichen Vorteile der Sonographie rechtfertigen ihren Einsatz in der Diagnostik von stumpfen Milztraumata und Infarkten. Mit ihrer Hilfe können Untersuchungen schnell und ubiquitär - im Notfall bereits im Schockraum - durchgeführt werden. Subkapsuläre Hämatome, Kapselrupturen und intraperitoneale Einblutungen lassen sich mit der nativen B-Mode-Sonographie bereits ausreichend darstellen. Ein besserer Nachweis ischämischer und lazerierter Parenchymareale gelingt mit der kontrastmittelunterstützten Sonographie [26]. Die differenzialdiagnostische Charakterisierung und Abgrenzung gegenüber anderen fokalen Milzläsionen ist im B-Bild allerdings schwierig. Vor allem arteriovenöse Aneurysmen sowie Metastasen und Lymphome sind in Betracht zu ziehen. Durch engmaschige sonographische Kontrollen lässt sich die Gefahr bzw. das Ausmaß einer Milzruptur abschätzen und so organerhaltend vorgehen.

5.3.3 Computertomographie

Die Vorteile der Computertomographie sind unumstritten. Durch die geringen Untersuchungszeiten in der Diagnostik des Abdomens mit Hilfe von Mehrzeilen- und Spiral-Tomographen lässt sich die Strahlenbelastung des Patienten auf ein notwendiges Mindestmaß reduzieren. Trotzdem muss pro Abdomen-Scan mit einer durchschnittlichen effektiven Dosis von ca. 27,5 mSv [2] gerechnet werden, was aufgrund dieser Strahlenbelastung für den Patienten im Vergleich zur Magnetresonanztomographie und Sonographie nachteilig ist. Durch die geringe Datenakquisitionszeit treten praktisch aber keine Bewegungsartefakte auf, die eine Diagnostik ansonsten erschweren würden. Durch die Möglichkeit einer überlagerungsfreien Darstellung ist eine exakte Größen- und Volumenbestimmung sowie Beurteilung der Topographie der Milz zu ihren Nachbarorganen und -strukturen möglich. Die hohe Dichteauflösung ermöglicht eine sehr gute Kontrastabstufung und damit Abgrenzung von fokalen pathologischen Prozessen gegenüber dem physiologischen Milzparenchym. Zudem erlaubt die Spiral-Computertomographie eine multiplanare und gekrümmte Reformation der Milzanatomie aus den akquirierten Daten der axialen Bilder. Von Nachteil sind die nach wie vor relativ hohen Kosten für einen Abdomen-Scan mit Kontrastmittel, der bei durchschnittlich 200 Euro (GOÄ 2006) liegt. Zudem gestattet dieses Schnittbildverfahren keinen mobilen Einsatz in der Untersuchung. Durch flächendeckende Maßnahmen ist eine computertomographische Diagnostik heutzutage aber an fast allen Akuthäusern möglich. Nicht zu vergessen ist das hohe Potential an allergischen Nebenwirkungen, Nierenfunktions- und Schilddrüsenfunktionsstörungen, die beim Einsatz von jodhaltigen Kontrastmitteln auftreten können.

Eine Detektion von fokalen Raumforderungen war in der vorliegenden Studie ab einem Durchmesser von 0,4 - 0,5 cm möglich. Eine Diagnostik ist prinzipiell im Nativ-Scan und nach Kontrastmittelgabe in der arteriellen, parenchymatösen/portalvenösen und späten Phase möglich. In der arteriellen Phase nach intravenöser Kontrastmittel-Injektion (ca. 15 - 25 Sekunden) ist eine Abklärung des Milzparenchyms aufgrund von Perfusionsartefakten nicht sinnvoll. Dadurch können fokale Raumforderungen maskiert werden und einer Diagnostik nicht zugänglich sein. Die Diagnostik ist deswegen an die Parenchymphase gebunden. In dieser bzw. der portal-venösen Phase (Delay: ca. 70 - 90 Sekunden nach i. v. Kontrastmittelapplikation) kommt es meist zu einem homogenen Kontrastmittel-Enhancement. Ausreichend perfundierte, Kontrastmittel aufnehmende Raumforderungen sind zudem in diesen Phasen besser darstellbar als unzureichend durchblutete, schwach oder nicht Kontrastmittel aufnehmende Raumforderungen. Differenzialdiagnostische Überlegungen können durch Beobachtung des Kontrastmittelverhaltens in den verschiedenen Phasen nach intravenöser Kontrastmittelgabe mittels dynamischer Computertomographie angestellt werden. Im Nativ-Scan sind insbesondere ein Nachweis von Verkalkungen, zum Beispiel von Hämatomen und Hämangiomen, möglich. Eine Artdiagnostik ist häufig durch den Vergleich der Morphologie suspekter Regionen im Nativ-Scan mit dem Kontrastmittelaufnahmeverhalten nach Kontrastmittel-Injektion möglich. Eine Persistenz des fleckigen Kontrastmittel-Enhancements über eine Minute nach Kontrastmittel-Injektion deutet zum Beispiel auf eine portale Hypertension oder einen (diffus infiltrierenden) tumorösen bzw. entzündlichen Prozess hin. Andererseits kann eine sofortige Homogenisierung des Kontrastmittel-Enhancements ebenfalls Ausdruck einer diffusen Infiltration sein. Richtungsweisend ist dieses Kontrastmittelaufnahmeverhalten allerdings nicht, da es auch bei anderen Erkrankungen der Leber und des Pankreas auftritt, ohne dass gleichzeitig eine diffuse Parenchymalteration der Milz vorliegen muss.

5.3.4 Magnetresonanztomographie

Die nicht invasive Milzdiagnostik war bis in jüngster Vergangenheit eine Domäne der Sonographie und Computertomographie. Die Untersuchung der abdominellen Organe mittels Magnetresonanztomographie, insbesondere auch der Milz, hat in den letzten Jahren aber erheblich an Bedeutung gewonnen. Dies ist Ausdruck der Entwicklung immer besserer Hard- und Softwarekomponenten. Der hohe methodeninhärente Weichteilkontrast und die fehlende Strahlenbelastung stellen wesentliche Vorteile gegenüber der Computertomographie dar. Zudem ist eine überlagerungsfreie Darstellung des Organs in beliebiger Ebene möglich.

Nachteile ergeben sich
- aus der hohen Anfälligkeit gegenüber Bewegungs-, Pulsations-, Atem-, Suszeptibilitäts- (Artefakte durch lokale Magnetfeldinhomogenitäten) sowie Chemical-Shift-Artefakten (Grenzflächenartefakte an fett- und wasserreichen Strukturen).
- für Patienten mit implantierten ferromagnetischen Materialien, weil während der Untersuchung Funktionsstörungen der Geräte auftreten können.
- für schwangere Frauen zum Schutz des Feten und zur Vermeidung einer vorzeitigen Entbindung.

- aus einer möglichen Erhöhung der Körpertemperatur um bis zu drei Grad Celsius. In der vorliegenden Studie sind bei keinem der Patienten nach der Untersuchung nennenswerte ernsthafte Komplikationen im Sinne einer vorübergehenden oder dauernden Beeinträchtigung der Organfunktionen dokumentiert geworden.

Eine primäre Indikation zum Einsatz der Magnetresonanztomographie ist in der Diagnostik von Milzraumforderungen nicht zwingend. Zum Staging und zur Verlaufsbeobachtung von malignen Raumforderungen der Leber und des Pankreas bietet sich ihr Einsatz aber an, weil bei diesen Erkrankungsprozessen auch eine hämatogene Dissemination oder Ausbreitung per continuitatem in das Milzparenchym zu erwarten ist.

Die Diagnostik beschränkt sich wie in der Computertomographie auf die parenchymatöse Phase nach Kontrastmittel-Injektion. Hypervaskularisierte Läsionen können ebenso in der früharteriellen Phase aufgrund der inhomogenen, serpentinenartigen (arciformen) Kontrastierung der Milz maskiert werden und damit falsch negative Befunde liefern. Auch können Pseudoläsionen vorgetäuscht werden, wenn der Kontrastangleich zwischen weißer und roter Pulpa nicht vollständig erfolgt. Eine Nativ-Diagnostik ist obsolet. Der native Gewebekontrast ermöglicht aufgrund ähnlicher T1- und T2- Relaxationszeiten keine ausreichende Darstellung von fokalen Milzläsionen, insbesondere von Metastasen primär extralienaler Grunderkrankungen [69]. Die Gabe von gadoliniumhaltigen Kontrastmitteln dagegen erlaubt eine ausreichende Kontrastierung von normalen und abnormalen Milzgewebe und damit eine sehr gute Detektion von pathologischen Veränderungen. Durch den hohen Weichteilkontrast ist mit extrazellulären Gadolinium-Chelaten eine sehr gute Differenzierung von insbesondere soliden und (semi-)liquiden Milzarealen möglich. Durch die zusätzliche Möglichkeit einer exakten Darstellung der Anatomie und pathologischer Veränderungen des Gefäßsystems, auch ohne Einsatz von Kontrastmitteln und des damit verbundenen Auftretens von potentiellen Nebenwirkungen, wie allergische/ allergoide Reaktionen und Nierenfunktionsstörungen, machen die MR-Angiographie zu einem risikoarmen und effektiven Verfahren in der Darstellung und Beurteilung der Morphologie von zu- und abführender Milzgefäßen. Eine konsekutive Verdrängung der konventionellen Angiographie durch dieses Untersuchungsverfahren und der CT-Angiographie ist in der Diagnostik von Alterationen der Milzarterie und -vene zu erwarten.

Die Entwicklung neuer Kontrastmittel trägt zur Fortentwicklung dieses Schnittbildverfahrens bei. Es ist mittlerweile in einigen Studien [64, 65, 74] gut belegt, dass der Einsatz zellspezifischer Kontrastmittel mit superparamagnetischen Eisenoxidpartikeln die Sensitivität und Spezifität in der Detektion von Milzveränderungen erhöht. Die für eine Signalreduktion der Milz sinnvolle Dosierung liegt jedoch höher als für die Leberbildgebung aktuell zugelassen. Mit den aktuellen Dosen wird im Allgemeinen ein milder Signalabfall induziert [87]. Das leberspezifische Kontrastmittel SPIO® (superparamagnetic particles of iron oxid) und das selektiv in der Leber anreichernde Mangan-DPDP (Manganfodipir Trisodium®) enthalten superparamagnetische Eisenpartikel, die selektiv vom Retikulohistiozytären System (RHS) der Leber und der Milz aufgenommen werden und sich nur in gesundem, RHS-haltigen Gewebe anreichern. SPIO® führt zu einer Verkürzung der T2-Relaxationszeit, sodass in der gesunden Milz in der T2-Wichtung ein Signalabfall beobachtet werden kann, während Läsionen dagegen hell erscheinen und dadurch demaskiert werden. Mangan-DPDP® oder Ferumoxtran-10® (AMI-7227) werden ebenfalls selektiv nur von Zellen des RHS aufgenommen und führen zu einem persistierenden Signalanstieg des Milzparenchyms. Eine Anreicherung in maligne transformierte Zellen sowie im Milz-parenchym ist nicht zu erwarten. Bei fehlendem sektoralen, fokalen oder multiplen Anstieg des Signalverhaltens im Leberparenchym nach Kontrastmittelapplikation sollte eine gezielte diagnostische Abklärung des Milzparenchyms erfolgen, insbe-sondere bei bekannten präexistenten malignen Grunderkrankungen, vor allem bei Hodgkin- oder Non-Hodgkin-Lymphomen mit SPIO® [87], da dann die Wahrschein-lichkeit für eine synchrone oder metachrone Milzbeteiligung als erhöht zu betrachten ist. Eine Kombination aus SPIO-verstärkten T2w-Sequenzen und Gd-DTPA-verstärkten dynamischen T1w-Sequenzen scheint hierbei Vorteile in der Detektion fokaler Lymphommanifestationen in der Milz zu bieten [88].

5.3.5 Nuklearmedizinische Bildgebungsverfahren

Die Anreicherung von radioaktiv markierten Nukliden in pathologischen Prozessen der Milz und deren Nachweis mit spezifischen Detektoren, wie zum Beispiel mit Hilfe der γ-Kamera, ist zwar hochsensitiv, ermöglicht aber aufgrund der geringen anatomisch-topographischen Ortsauflösung (ca. 4 - 5 mm) [21, 22] und des sehr unspezifischen Aufnahmeverhaltens der applizierten Radionuklide in suspekten Milzregionen keine suffiziente Artdiagnostik sowie keine exakte anatomische Zuordnung dieser Veränderungen. Eine Charakterisierung ist nur dann möglich, wenn bereits durch zuvor eingesetzte, additive Bildgebungsverfahren artdiagnostische Aussagen getroffen wurden, die zur Bestätigung des nuklearmedizinischen Befundes herangezogen werden können. Eine biologische Charakterisierung von posttherapeutisch verbliebenen unklaren Befunden und eine Rezidivdiagnostik sind trotz alledem möglich. Insgesamt spielt die Positronen-Emissions-Tomographie somit nur eine untergeordnete Bedeutung in der Milzdiagnostik und ist weitestgehend von den modernen Schnittbildverfahren und der (Kontrastmittel-) Sonographie verdrängt worden. Zudem limitieren hohe Anschaffungs- und Fixkosten ihren funktionellen Einsatz auf nur wenige Fragestellungen an wenigen großen Häusern. Ein Vorteil insbesondere gegenüber der Computertomographie besteht allerdings in der Verwendung von Radionukliden mit kurzer Halbwertszeit (zum Beispiel ^{99m}Tc: 6 h, ^{18}F: 109 min), sodass dadurch die Strahlenbelastung auf ein Minimum reduziert werden kann. Ihre Anwendung ermöglicht außerdem eine dreidimensionale Rekonstruktion des Aktivitätsverteilungsmusters der applizierten Radionuklide in sagittaler, koronaler und transversaler Schichtebene. Als hochsensitives Verfahren kommt den nuklearmedizinischen Bildgebungsverfahren zudem eine komplementäre Aufgabe in der qualitativen Funktionsdiagnostik von Milzveränderungen zu, insbesondere zum Nachweis einer funktionellen Asplenie, eines Hypersplenismus bei idiopathisch thrombozytopenischer Purpura und von akzessorischen Milzen vor geplanter Splenektomie.

Bessere Ergebnisse in der Organzuweisung und anatomisch-morphologischen Diagnostik gelingen durch den sukzessiven/komplementären Einsatz einer kombinierten CT-/PET-Untersuchung. Seit einigen Jahren bieten verschiedene Hersteller (Siemens, Philips, General Electric) Geräte an, die einen PET-Scanner mit einem Computertomographen kombinieren. Der kombinierte Einsatz beider Funktionsprinzipien in einem einzigen gemeinsamen komplementären Untersuchungsverfahren findet seit wenigen Jahren an einigen nuklearmedizinischen

Zentren in Deutschland statt (Stand 12/2005: 15; in den USA: über 400) [21]. Für die nahe Zukunft ist dies auch mit MRT-Geräten geplant. Das diagnostische Prinzip der komplementären CT-/PET-Befundung besteht in der Hintereinanderschaltung eines Computertomographen und Positronen-Emissions-Tomographen. Am gleichen Untersuchungstisch und in identischer Lagerung der Patienten wird nach Anfertigung einer computertomographischen Bildserie eine Positronen-Emissions-Tomographie durchgeführt. Das CT-Bild wir anschließend diagnostisch ausgewertet und für die Schwächungskorrektur des PET-Emissionsbildes verwendet. Dadurch lässt sich die Untersuchungszeit um etwa ein Drittel reduzieren, weil die separate Schwächungskorrekturmessung der Positronen-Emissions-Tomographie entfällt. So ist eine morphologische CT- und funktionelle PET-Diagnostik in einer Bildsequenz möglich, indem die Bilder beider Verfahren unter Ausschaltung von Artefakten optimal fusioniert werden. Meist wird die CT-Information in Graustufen, und die PET-Information farbig überlagert [21,22]. Damit ist eine Erweiterung der diagnostischen Möglichkeiten zu erwarten. Diese Methode kombiniert die hohe Ortsauflösung (< 1 mm) eines Computertomographen mit den Stoffwechsel-informationen aus der Positronen-Emissions-Tomographie. Unter Berücksichtigung einer exakten Lage, Drehung, Größe, Schichtdicke und -mitte der beiden Tomographen ist eine präzise Zuordnung von Funktionsauffälligkeiten zu einer ganz bestimmten anatomischen Region im linken Oberbauch möglich. Zudem erlaubt die ^{18}F-FDG-PET/CT-Diagnostik eine Differenzierung von benignen und malignen soliden Milzveränderungen mit einer Sensitivität und Spezifität sowie einem positiven und negativen Prädiktivwert von jeweils 100 % [72] bei Patienten mit bekannten oder unbekannten, inzidentellen soliden Milzraumforderungen. Bei nachweislich hohem Glucose-Uptake in der Milz ist - unter Ausschluss eines anamnestischen und/oder klinischen Verdachts auf einen lokalen inflammatorischen Prozess - eher von einer soliden malignen Läsion auszugehen. Granulozyten und Makrophagen nehmen bei Entzündungsprozessen in der Milz ebenfalls verstärkt Glucose auf und sind deshalb als Differenzialdiagnose von malignen Milzveränderungen bei erhöhtem Uptake zu berücksichtigen. Bei fehlendem Glucose-Uptake in der Milz kommt eher eine benigne Läsion in Betracht. Durch den so vermittelten Synergieeffekt in der Darstellung pathologischer Befunde können Fehlinterpretationen vermieden werden (Verbesserung der Spezifität) und geringfügige Veränderungen der Parenchymarchitektur in Kenntnis der anatomischen Struktur und Lokalisation als pathologisch erkannt werden (Verbesserung der Sensitivität), weitere Studienergebnisse aus der

Versorgungsforschung stehen aber noch aus. Wegen der höheren Kosten eines CT-/PET-Scanners wird stattdessen oft mittels moderner Software mithilfe gemeinsamer Referenzpunkte, wie zum Beispiel Knochenstrukturen, eine Überlagerung (sog. Soft-Fusion bzw. Koregistrierung) von CT-Bildern und PET-Daten berechnet. Je nach Einsatzgebiet ist die "hard-fusion" mittels PET/CT-Scanners oder die "soft-fusion" vorzuziehen. Die komplementäre Anwendung beider Verfahren wird heute schon in einigen Kliniken als Goldstandard zur Diagnostik von gastrointestinalen Stromatumoren (GIST) eingesetzt [21, 22]. Eine flächendeckende Etablierung an allen Maximalversorgungshäusern ist geplant.

5.3.6 Synopsis der Detektionsleistungen und diagnostischen Leistungen

5.3.6.1 Synopsis der Detektionsleistungen

Ein Einsatz der in der vorliegenden klinischen Studie untersuchten Bildgebungsverfahren zur Abklärung von Alterationen der Parenchymstruktur der Milz war für die Sonographie und Schnittbildverfahren sowie unter funktionellen Gesichtspunkten auch für die nuklearmedizinischen Bildgebungsverfahren gerechtfertigt. Die Unterschiede in der Höhe der Validitätsparameter der Bildgebungsverfahren in der Abklärung des fokal und diffus alterierten Milzparenchyms waren nicht signifikant ($p > 0,05$). Die Magnetresonanztomographie und nuklearmedizinische bildgebende Diagnostik ermöglichen die zuverlässigste Detektion und den Ausschluss von pathologischen Milzprozessen i. e. S. Die Detektionsleistungen der Sonographie und Computertomographie betrugen für fokale Milzprozesse mit einem Diameter ab ca. 1 cm durchschnittlich 81 - 88 %. Ursachen für den geringfügigen Unterschied der Sensitivitäten beider Bildgebungsverfahren für fokale Milzläsionen waren:

- die geringere Nachweisgrenze der Computertomographie für noduläre/fokale Veränderungen mit einem minimal nachweisbarem Diameter von 0,4 - 0,5 cm (Sonographie: 0,8 - 1,0 cm) in der vorliegenden Studie und

- ein wesentlich häufigerer Einsatz von Kontrastmittel in der computertomographischen Diagnostik von Nodi/Noduli bei diffuser Infiltration. In der Sonographie kamen Kontrastmittel bei drei von insgesamt 35 histologisch nachgewiesenen diffusen Infiltrationen zum Einsatz. Die Kontrastmitteleinsatzquote zur Abklärung von diffusen Infiltrationen, die im Vorfeld konventionell sonographisch untersucht wurden, lag bei 8,6 % gegenüber 26 Kontrastmitteleinsätzen in der Computertomographie von insgesamt 27 diffusen Infiltrationen, die mit und ohne Kontrastmittel computertomographisch abgeklärt wurden. Dies entsprach einer Kontrastmitteleinsatzquote für die Computertomographie von 96,3 %.

Fokale Milzhämatome können bereits in Abhängigkeit von ihrem Alter mit hoher Sensitivität bei gleichzeitig hoher Spezifität von der konventionellen Sonographie detektiert werden. O. *Doody et al.* ermittelten eine untersucherabhängige Sensitivität und Spezifität der konventionellen B-Mode-Sonographie von durchschnittlich 91-98 % bzw. 96-100 % [56]. Die Werte decken sich demnach mit den in dieser Arbeit ermittelten Relativwerten für die Sensitivität und Spezifität der konventionellen Sonographie. Zu hinterfragen ist allerdings, ob die hohe Spezifität dieses bildgebenden Verfahrens auf der verwendeten Technologie basiert, die zum sicheren Ausschluss von nicht vorhandenen Milzveränderungen geeignet zu sein schien oder ob diese nur durch die zu geringe örtliche Auflösung beider Verfahren bedingt waren.

Bei fehlendem oder unklarem sonographischen Nachweis einer Milzlazeration mit subkapsulärer oder intraparenchymaler Einblutung bietet sich die Computertomographie als Alternative zur Sonographie bei weiterhin bestehendem klinischen Verdacht auf eine Milzruptur an. Durch intravenöse Kontrastmittelapplikation ließ sich in der vorliegenden Studie eine Unterscheidung von nicht ganz frischen Hämatomen/ Infarkten und noch perfundierten Milzarealen treffen. Die Computertomographie sollte aufgrund dieses Vorteils und ihrer hohen Sensitivität als Goldstandard in der Diagnostik von nicht ganz frischen, echten Milzläsionen eingesetzt werden. Bei unklaren sonographischen Befunden stellte früher eine diagnostische Peritoneallavage oder explorative Laparotomie die ultima Ratio der Diagnosesicherung einer (in-)kompletten Organruptur mit intrasplenischer Hämorrhagie dar [9]. Diese wird heutzutage jedoch nur noch selten durchgeführt.

Ein Problem in der computertomographischen Detektion von echten Milzläsionen stellt jedoch die fehlende Abgrenzbarkeit von Hämatomen und Infarkten im frischen, akuten Stadium dar. So lieferte die Computertomographie zwei Mal falsch negative Ergebnisse. Die Ultraschalldiagnostik erwies sich hier hilfreich im Nachweis von frischen Milzhämatomen, die der computertomographischen Diagnostik entgingen. Die kontrastmittelverstärkte Sonographie ermöglichte zudem eine Detektion von kleinsten Milzläsionen, die in der konventionellen Sonographie und nativen Computertomographie unentdeckt blieben. Die Magnetresonanztomographie scheint hier Vorteile aufgrund ihres hohen Weichteilkontrastes zur Gewebecharakterisierung zu zeigen.

Die Detektionsraten für diffuse Infiltrationsmuster waren durchwegs von allen bildgebenden Verfahren schlecht. Eine Abgrenzung war zumeist bei diffus-(makro)nodulärer Durchsetzung des Parenchyms möglich. Gewöhnlich waren die Herde in der Computertomographie nur in der portal-venösen und Spätphase als hypodense, nicht Kontrastmittel anreichernde Areale erkennbar. Die Magnetresonanztomographie eignet sich in dynamischen, kontrastmittelverstärkten Sequenzen zum besseren Nachweis der Foci. Die SPIO-verstärkte Milzdiagnostik scheint nach *B. Hamm et al.* insbesondere zum Nachweis von Lymphomen mit fokaler Milzmanifestation eine bessere Sensitivität zu erzielen [7].

Der Einsatz von Kontrastmitteln in der Abklärung von fokalen Milzläsionen erhöhte zwar weder in der Sonographie noch Computertomographie die Detektionsleistungen signifikant, führte aber zu einer (nicht signifikanten) Verbesserung der Diagnostik im Sinne einer Verdachts- und/oder Artdiagnostik. Zur Verbesserung der Charakterisierung von diffusen Infiltrationen schien es dagegen weder für die Sonographie noch für die Computertomographie eine nennenswerte Rolle zu spielen, ob Kontrastmittel für die Untersuchungen gegeben wurde oder nicht, da sich die Validitätsparameter trotz Kontrastmitteleinsatzes nicht signifikant steigern ließen.

Zur Relativierung der in dieser Studie ermittelten der Höhe der Validitätsparameter der Bildgebungsverfahren in der Diagnostik von fokalen Milzläsionen werden zwei relevante Vergleichsstudien herangezogen:

	Fokale Milzläsionen			Diffuse Milzläsionen		
	Sono	CT	MRT	Sono	CT	MRT
R. Lorenz et al. [38] (für einen Durchmesser der Nodi > 2 cm)						
Sensitivität	100 %	100 %	100 %	12,5 %	31,3 %	87,5 %
Spezifität	100 %	100 %	100 %	100 %	100 %	83,3 %
C. Görg et al. [46] (für einen Durchmesser der Nodi > 1 cm)						
Sensitivität	90 %	--	--	54 %	--	--
Spezifität	96 %	--	--	100 %	--	--

Tabelle 5.1 *Relative Höhe der Validitätsparameter der Bildgebungsverfahren in der Detektion von fokalen und diffusen Milzläsionen in zwei relevanten Vergleichsstudien.*

R. Lorenz et al. ermittelten für fokale Milzprozesse mit einem Diameter von mehr als zwei Zentimetern eine Sensitivität und Spezifität der Sonogaphie, Computertomographie und Magnetresonanztomographie von jeweils 100 %. *C. Görg et. al.* fanden hierzu für die Sonographie eine Sensitivität von 90 % und eine Spezifität von 96 % für Läsionen mit einem Durchmesser von mehr als einen Zentimeter. Diffuse Milzaffektionen wurden von *R. Lorenz et al.* in der Sonographie mit einer Sensitivität bzw. Spezifität von 12,5 % bzw. 100 % erfasst, in der Computertomographie mit 31,3 % bzw. 100 % und in der Magnetresonanz-tomographie mit 87,5 % bzw. 83,3 %. *C. Görg et al.* ermittelten für die sonographische Abklärung diffuser Milzläsionen eine Sensitivität von 54 % und eine Spezifität von 100 %. Während sich also die relative Höhe der in beiden Studien ermittelten Spezifitäten der Bildgebungsverfahren mit den Ergebnissen der vorliegenden Arbeit decken, unterscheiden sich die einzelnen Studien hinsichtlich der ermittelten Sensitivitäten geringfügig.

Als Ursachen hierfür kommen in Frage:
- unterschiedliches Studiendesign mit unterschiedlicher Gewichtung bzw. Definition von bildgebenden Befunden als relevante Befunde durch Festlegung unterschiedlicher Cut-Off-Zeitpunkte
- unterschiedliche Untersuchungsdingungen und -techniken
- unterschiedlicher Erfahrungsgrad der Untersucher, insbesondere in der Sonographie
- fehlender Einsatz von Kontrastmittel in der Sonographie in den Vergleichsstudien
- unterschiedliches Patientenkollektiv mit differenten Milzläsionen
- unterschiedliche Standards der Diagnosesicherung und Dignitätsbeurteilung von bildmorphologisch auffälligen Milzveränderungen (Histologie vs. Verlaufsbeobachtung per Bildgebung)

Validität der zuletzt und solitär vor der Splenektomie/Probebiopsie durchgeführten Bildgebungsverfahren unter spezieller Berücksichtigung von Angaben über die Lokalisation der Milzläsionen im engeren Sinne im Milzparenchym in der Bildgebung und Histologie

Die Übereinstimmungsrate bezüglich der Lokalisationsangaben von den zuletzt und singulär vor der Splenektomie oder Probebiopsie durchgeführten Bildgebungsverfahren und den histologischen Befunden war in der Sonographie (relative Übereinstimmungsrate: 90,5 %) größer als in der Computertomographie (relative Übereinstimmungsrate: 87,5 %). Ein signifikanter Unterschied liegt nicht vor ($p > 0{,}05$).

Für die Detektionsleistungen der bildgebenden Verfahren schien die Lokalisation einer Milzaffektion i. e. S. in subkapsulärer oder intraparenchymatöser Lage eine Rolle zu spielen. Die Sonographie detektierte mehr fokale Raumforderungen in intraparenchymaler als subkaspulärer Lage. Als Gründe kommen die nicht immer eindeutige Abgrenzbarkeit der Milzkapsel und des subkapsulären Parenchyms von umliegenden Gewebsstrukturen in Frage, vor allem vom Pankreasschwanz und von Lymphknoten am Milzhilus, die als eben diese Strukturen und nicht als Milzraumforderungen interpretiert werden konnten. Zum anderen konnten detektierbare Raumforderungen mit kleinem Durchmesser in subkapsulärer Lage von dem schmalen echoarmen Band des Marginalsinus der Milz maskiert werden und so einer Detektion nicht zugänglich sein. Die Computertomographie erzielte bessere Detektionsleistungen für Milzaffektionen i. e. S., wenn diese statt in intraparenchymatöser in subkapsulärer Lage im Milzparenchym lokalisiert waren.

Detektionsleistungen der Bildgebungsverfahren unter spezieller Berücksichtigung von klinischen Angaben im Anforderungsschein zur Bildgebung

Da die Detektionsleistungen aller Untersuchungsmodalitäten von der Art der klinischen Angaben in den Anforderungsscheinen abzuhängen schienen, war die Höhe der Werte der Validitätsparameter in diesem Zusammenhang nur bedingt valide. Die wahren Detektionsleistungen sind streng genommen nur dann objektivierbar und zuverlässig, wenn eben keine Informationen über entsprechende Milzrauforderungen vorliegen. Lag diese Voraussetzung vor, waren sämtliche ermittelten Detektionsleistungen signifikant schlechter ($p < 0,05$). So war die Gesamt-Sensitivität der Sonographie um 13,8 % (81,8 % - 68 %) höher, wenn in den Anforderungsscheinen relevante Informationen in Form von Verdachtsmomenten oder Diagnosen von Milzaffektionen i. e. S. vorhanden waren. In der Computertomographie war dieser Unterschied noch deutlicher festzustellen. Hier wurden 30,6 % (92,5 % - 61,9 %) mehr Milzläsionen i. e. S. detektiert, wenn klinische Informationen über entsprechende Raumforderungen im Vorfeld vorlagen. Die Diagnostiker sollen sich deshalb bei der Befunderhebung des Einflusses des Informationsstatus über die abzuklärenden Milzprozesse (klinische und/oder bildgebende Angaben vorhanden: ja oder nein?) und damit der Einbeziehungs-Bias immer bewusst sein. Einerseits kann das Nicht-Vorliegen von Informationen dazu führen, dass tatsächlich im Parenchym manifeste Raumforderungen - ungeachtet deren Lokalisation und deren metrischen Daten - nicht detektiert werden. Andererseits kann das Vorliegen von klinischen Angaben über potentielle Milzaffektionen zu Fehldiagnosen im Sinne von fasch-positiven Befunden führen. Für eine umfassende Befundbeurteilung, die über eine bloße Beschreibung der Milzveränderungen hinausgeht, ist allerdings die Kenntnis aller relevanten klinischen und bildgebenden Befunde notwendig. Beispielsweise war die Sonographie in zwei Fällen falsch-positiv bei Vorliegen von klinischen oder bildgebenden Informationen in den Anforderungsscheinen. Das gleiche gilt für die Computertomographie, auch hier wurden fälschlicherweise zwei Foci im Milzparenchym bei gleichzeitig vorhandenen klinischen Angaben über diese potentiellen Milzveränderungen detektiert, obwohl in der Histologie keine Bestätigung dieser Bildgebungsbefunde erfolgte. Es muss aber erwähnt werden, dass im Rahmen je einer sonographischen und computertomographischen Abklärung klinische und bildgebende Angaben über entsprechende Raumforderungen in den Anforderungsscheinen vorlagen, aus denen nicht ersichtlich war, ob diese eine intra- oder perisplenische Lokalisation aufwiesen.

Additive Bildgebungsverfahren

Die Entscheidung des diagnostisch tätigen Arztes basiert oft nicht nur auf der Anwendung von einem, sondern vielfach auf mehreren diagnostischen Verfahren. In der Praxis des multiplen Einsatzes von Bildgebungsverfahren existieren oft Mischformen aus serieller und paralleler Diagnostik. Mit Hilfe dieser zusätzlichen bildgebenden Verfahren können manche Milzveränderungen detektiert und charakterisiert werden, die zuvor nicht nachgewiesen werden konnten. In der vorliegenden Studie verbesserte sich dadurch die kumulative Detektionsleistung für im Vorfeld nicht detektierte Milzraumforderungen i. e. S. - ungeachtet eines parallelen oder seriellen Einsatzes der additiven bildgebenden Verfahren - um 5 - 10 %. Andererseits ist die Indikationsstellung zur Splenektomie oder Probebiopsie des Milzparenchyms unter bestimmten Voraussetzungen bereits dann gerechtfertigt, wenn bei speziellen Milzläsionen nur ein einziger bildgebender Befund erhoben wird. So konnten Abszesse, Zysten und angiomatöse Veränderungen häufig durch Einsatz eines einzigen bildgebenden Untersuchungsverfahrens - meist der Sonographie - sicher detektiert und ausreichend artdiagnostiziert werden. Auch bei fokalen Milzmetastasen war die Verdachtsdiagnose eines einzigen bildgebenden Verfahrens unter Berücksichtigung eines potentiellen Milzbefalls im Rahmen einer malignen Grunderkrankung durchaus ausreichend für die Indikationsstellung zur Durchführung der Splenektomie. Auf unnötige sukzessive Bildgebungsverfahren wurde verzichtet, weil davon auszugehen war, dass diese keinen zusätzlichen diagnostischen Nutzen erbrachten und für den Patienten nur eine zusätzliche physische und psychische Belastung darstellten. Die Möglichkeit zur Einsparung solch unnötiger und zum Teil auch kostspieliger Verfahren spielt in diesem Zusammenhang eine große Rolle, weil diese entweder unzureichende diagnostische Ergebnisse im Sinne einer fehlenden oder falschen Artdiagnose liefern oder vorangegangene falsch negative Detektionsleistungen und falsche Diagnosen erhärten können. Die Nichtgefährdung des diagnostischen und therapeutischen Erfolgs des Patienten hatte dennoch oberste Priorität.

5.3.6.2 Synopsis der diagnostischen Leistungen

Fokale und diffuse Milzveränderungen

Die Sonographie nimmt in der Abklärung von soliden Resistenzen im linken Oberbauch eine wichtige Rolle ein. Diese umschriebenen Strukturveränderungen stellen meist Zufallsbefunde im Rahmen eines Oberbauchstatus dar, sofern es sich nicht um eine Metastasensuche eines bekannten Primarius oder um ein Staging von Lymphomen handelt. Insbesondere bei Non-Hodgkin-Lymphomen ist in ca. 20 - 60 % (je nach Studie) mit einer Milzbeteiligung zu rechnen. Die Abklärung von diffusen Milzprozessen dagegen bereitet den Diagnostikern nicht selten differenzialdiagnostische Schwierigkeiten. Die Sonographie und beide Schnittbildverfahren waren in der vorliegenden Studie hierzu ungeeignet. Ohne klinische Informationen oder eine Verlaufsbeobachtung war eine Differenzierung nur schwer möglich. Andere Informationen wie Alter, Anamnese, Epikrise und klinische Befunde waren bei der Erarbeitung der Differenzialdiagnose von vorrangiger Bedeutung.

Die Magnetresonanztomographie und Computertomographie ermöglichen eine weiterführende Diagnostik von sonographisch zwar detektierten, aber nicht artdiagnostizierten Veränderungen, insbesondere im Rahmen von Ultraschalluntersuchungen, die unter eingeschränkten Schallbedingungen durchgeführt werden mussten. Auch erlaubte der Einsatz der kontrastmittelunterstützten Sonographie eine sichere artdiagnostische Zuordnung von unklaren computertomographischen Befunden, die durch die Magnetresonanztomographie artdiagnostisch erhärtet werden konnten. Die Sonographie lieferte aber insgesamt mehr Artdiagnosen als die Computertomographie und Magnetresonanztomographie, trotzdem schnitt dieses Untersuchungsverfahren in der Diagnostik von gemeinsam mit den Schnittbildverfahren abgeklärten Milzaffektionen i. e. S. signifikant ($p < 0,05$) schlechter ab. Daraus lässt sich allgemein schlussfolgern, dass die Sonographie insbesondere auch aufgrund ihrer guten Detektionsleistungen vornehmlich zur Primärdiagnostik und die Schnittbildverfahren zur weiterführenden diagnostischen Abklärung von fokalen Milzläsionen in sonographisch unklaren Fällen eingesetzt werden sollten.

Die kontrastmittelverstärkte Sonographie erlaubte zudem eine bessere artdiagnostische Eingrenzung von unklaren Milzherden als die konventionelle Ultraschalldiagnostik. Durch das individuelle Kontrastmittelaufnahmeverhalten bestimmter Milzraumforderungen, zum Beispiel von Metastasen gastrointestinaler Tumoren oder von Hämangiomen, war eine recht sichere Differenzierung dieser Herde möglich. Die Computertomographie und alternativ die Magnetresonanztomographie wurden dann eingesetzt, wenn die akute Symptomatik des Patienten ihren Einsatz erlaubten und wenn trotz (Kontrastmittel-)Sonographie eine eindeutige Demarkierung der Foci nicht möglich erschien. Ein Kontrastmitteleinsatz in der Computertomographie und Sonographie bot in dieser Studie Vorteile in der Diagnostik, nicht aber in der Detektion fokaler Herde. In beiden Bildgebungsverfahren war unter Verwendung von Kontrastmittel eine Verbesserung der diagnostischen Leistungen um 29 - 33 % im Sinne einer verbesserten artdiagnostischen Charakterisierung und zuweilen auch Dignitätsbeurteilung möglich. Die konventionelle Sonographie ermöglichte in ausgewählten Fällen, vor allem von Zysten und Hämangiomen, eine ausreichende diagnostische Beurteilung.

Goldstandard in der Diagnostik von (bakteriellen) Milzabszessen war dagegen die kontrastmittelunterstützte Computertomographie, da sich die für Abszesse charakteristischen liquiden Dichtewerte, die im Vergleich zu Leberabszessen geringere, bei Etablierung einer Abszesskapsel meist jedoch nachweisbare, randständige Kontrastmittelaufnahme und eventuelle Lufteinschlüsse sehr gut nachweisen ließen. Eine Artdiagnostik war hier mit keinen großen Schwierigkeiten verbunden. Einzige Ausnahme stellte die Abgrenzung zu makronodulären Herden bei malignen Lymphomen dar, da deren Kontrastmittelaufnahme- und Röntgenabsorptionsverhalten ähnlich sein konnten. Eine adäquate Diagnostik und Therapie in Form einer radikalen bzw. partiellen Splenektomie bei multiplen Abszessen oder einer CT-gesteuerten, perkutanen Drainage von singulären Herden mit Abszessspülung und anschließender systemischer Antibiose wurden möglichst frühzeitig eingeleitet, da die Mortalität bei Verzögerung hoch sein kann.

Die Diagnostik von Hämangiomen bereitete weder der Sonographie noch der Computertomographie nennenswerte Schwierigkeiten. Die Standarddiagnostik wurde primär mit der konventionellen Sonographie durchgeführt. In unklaren Fällen bot sich die kontrastmittelunterstützte Sonographie an. Die native und kontrastmittelunterstützte Computertomographie lieferten als additives bildgebendes Verfahren keine zusätzlichen differenzialdiagnostischen Informationen. Eine bedeutende Funktion kam der Magnetresonanztomographie in der Differenzialdiagnostik von Hämangiomen und Hamartomen sowie kavernösen und kapillären Hämangiomen zu.

Eine genaue Differenzierung verschiedener Zystenformen, also unkomplizierter, komplizierter, posttraumatischer, degenerativer und Pseudozysten erwies sich nicht nur für die Sonographie, sondern auch für die Schnittbildverfahren als nicht ganz einfach. Eine Ausnahme bilden Echinokokkuszysten, die in 2 % [6] der Erkrankungen auch in der Milz in Erscheinung treten und häufig schon durch ihr septiertes Binnenmuster und durch auf der Zystenflüssigkeit schwimmende abgelöste Membrananteile (sog. „Wasserlilienzeichen") in den ersten sonographischen Untersuchungen eindeutig artdiagnostisch zugeordnet werden können.

Fokale Milzmetastasen von streuenden Primärtumoren finden sich in 2 - 9 % aller post mortem durchgeführten Autopsien [67, 77]. 50 % [68] aller metastasierenden Tumoren mit potentieller Milzbeteiligung führen tatsächlich zu einer Aussaat in die Milz. Ihre relative Häufigkeit an allen bildmorphologisch in der Milz nachweisbaren Milzaffektionen liegt bei 0,5 - 10 % [73]. Diese ließen sich in der vorliegenden Studie bei bekanntem Primarius von der Sonographie und den Schnittbildverfahren mit hoher Sensitivität bei guter Dignitätsbeurteilung nachweisen. Eine artdiagnostische Zuordnung gelang bei Milzbefall ohne bekannten Primarius dagegen selten.

Die Diagnostik anderer Milzraumforderungen dagegen bereitete größere Probleme, insbesondere wenn es sich um einen diffusen Milzbefall handelte. Häufig war nicht zwischen benignen und malignen Veränderungen zu unterscheiden. Ohne histologische Diagnosesicherung ließen sich eine Dignitätsbeurteilung und eine Artdiagnostik nur in Zusammenschau mit den Ergebnissen mehrerer additiv durchgeführter bildgebender Verfahren, der klinischen Symptomatik und einer Verlaufsbeobachtung der Dynamik dieser Milzprozesse treffen. Der Einsatz der Sonographie erfolgte in diesem Zusammenhang hauptsächlich zur Verlaufsbeobachtung der Dynamik von nodulären Infiltraten und zur Bestimmung der metrischen Daten von diffus infiltrierten Milzen. Dadurch waren die Abklärung einer Splenomegalie und eine orientierende Untersuchung einer möglichen Milzbeteiligung von systemischen Erkrankungen, vor allem von Lymphomen, möglich. Die Computertomographie wurde zur weiterführenden Charakterisierung und artdiagnostischen Abklärung unklarer sonographischer Befunde sowie zur Verlaufsbeurteilung und zum Staging von systemischen Erkrankungen mit diffuser Milzmanifestation, insbesondere auch von Lymphomen, eingesetzt. Eine charakteristische Binnenstruktur diffus-nodulärer Veränderungen oder ein charakteristisches Kontrastmittelaufnahmeverhalten existierte für Lymphome der Milz in der sonographischen und computertomographischen Diagnostik nicht. So können Herde bis zu einem Durchmesser von 2 cm [76] leicht von der Sonographie und der Computertomographie übersehen werden, da die Unterschiede in der Echogenität bzw. Röntgenabsorptionsdichte gegenüber dem umgebenden, nicht pathologisch alterierten Milzparenchym häufig gering sind. Ebenso war bei beiden Untersuchungsverfahren keine bildmorphologische Unterscheidung von Hodgkin- und Non-Hodgkin-Lymphomen möglich. Gegebenenfalls ließen sich aus dem Verteilungsmuster der Nodi und Noduli in der Milz sowie ihrer Größe, Form und Begrenzung Rückschlüsse auf die histopathologisch zugrunde liegenden Entitäten ziehen. Als Alternative zur Diagnostik von diffus-nodulären Milzaffektionen, vor allem von lymphomatösen Veränderungen, scheint die SPIO-verstärkte Magnetresonanztomographie Vorteile gegenüber der Sonographie und der Computertomographie zu besitzen [63, 66].

Splenomegalie

Die von allen bildgebenden Verfahren am häufigsten gestellte Diagnose bei der Abklärung der Milz war eine unspezifische Vergrößerung des gesamten Organs. Da in der Literatur kein einheitlicher Flächen-/Volumenwert als Grenzwert zur Festlegung einer Splenomegalie existiert, wurde das/die in der Bildgebung in dieser Studie ermittelte Milzvolumen/-fläche als sicher pathologisch vergrößert bewertet, wenn dieses/diese größer als 480 cm³/60 cm² war. Grundlage dafür waren die metrischen Daten der noch in vivo perfundierten Milzen zum Zeitpunkt der zuletzt oder solitär vor der Splenektomie oder Probebiopsie durchgeführten Bildgebung. Milzexstirpate, deren metrische Daten vom Pathologen bestimmt wurden, hatten durch die nach der Exstirpation nicht mehr vorhandene Perfusion und die damit verbundene Minderung des intrasplenischen Blutgehaltes ein geringeres Volumen als vor und zum unmittelbaren Zeitpunkt der Milzentnahme.

Die Sonographie und die Schnittbildverfahren hatten den Vorteil, dass eine Splenomegalie häufig schon festgestellt werden konnte, bevor eine palpatorische Vergrößerung des Organs erkennbar war. Vor allem bei septischen Milzen mit Abszessbildung konnte diese eine erhebliche Größe annehmen und dennoch einem palpatorischen Nachweis entgehen. Ein in der klinischen Untersuchung tastbarer Tumor im linken Ober- oder Unterbauch und die daraus abgeleitete Diagnose einer Splenomegalie sollten allerdings zurückhaltend gestellt werden, da eine Reihe von benignen und malignen Veränderungen benachbarter Organe zu Raumforderungen in diesem Bereich führen können und so eine scheinbare Splenomegalie vortäuschen. Zystische und neoplastische Vergrößerungen der linken Niere, proliferative Prozesse im Bereich des Colon transversum und Colon descendens sowie infiltrativ wachsende Pankreastumoren und Pankreasschwanzzysten machen sich häufig als tastbare Vorwölbung des linken Oberbauchs bemerkbar. Die Abgrenzung einer unspezifischen Splenomegalie von einem raumfordernden

Prozess dieser benachbarten Organe gelingt zuweilen durch Palpation eines gespaltenen Milzrandes an der Margo inferior.

Nebenmilzen

Nebenmilzen wurden von allen untersuchten bildgebenden Verfahren nur unzureichend nachgewiesen. Unter Berücksichtigung der minimalen Fläche von Milzläsionen, die von der Sonographie und Computertomographie detektiert werden konnte, und einer medianen Fläche der Nebenmilzen in der Histologie von 3,2 cm² (d: 2 cm) hätte in der vorliegenden Studie theoretisch eine Detektion durch die Bildgebung erfolgen können. Bei der Abklärung des Milzparenchyms ist immer auf die Existenz von Nebenmilzen zu achten, insbesondere im Bereich des perisplenischen und perihilären Fettgewebes sowie im Ligamentum gastrosplenicum. Ca. 70 % (71,4 % = 15/21) aller histologisch nachgewiesenen Nebenmilzen befanden sich in der vorliegenden Arbeit in dieser Region. Insbesondere beim M. *Werlhof* ist eine bildmorphologische Abklärung von Nebenmilzen essentiell, da eine fehlende Mitresektion im Rahmen einer radikalen Milzexstirpation zu einer reaktiven, kompensatorischen Hyperplasie und Hypertrophie der verbliebenen Splenunculi führen kann und so die Autoantikörperproduktion aufrecht erhält, die letztlich für die klinische Symptomatik der Erkrankung verantwortlich zeichnet.

Standardverfahren zur Detektion und Diagnostik von akzessorischen Milzen war die konventionelle B-Mode-Sonographie. In unklaren Fällen wurde die kontrastmittelverstärkte Sonographie oder alternativ die kontrastmittelunterstützte Computertomographie eingesetzt. Verwechslungsgefahr bestand vor allem von Nebenmilzen und Lymphknoten sowie Pseudozysten des Pankreasschwanzes am Hilus. In der Computertomographie war nach Kontrastmittelgabe trotzdem eine Unterscheidung von Lymphomen und akzessorischen Milzen am Hilus möglich, weil das stark perfundierte Nebenmilzgewebe gewöhnlich stärker Kontrastmittel anreicherte als die lymphominfiltrierten perihilären Lymphknoten. In unklaren sonographischen oder computertomographischen Fällen erfolgte eine nuklearmedizinische Untersuchung.

5.3.7 Kritische Bewertung der Detektionsleistungen und diagnostischen Leistungen

Die Detektions- und Diagnoseleistungen wurden in nicht unerheblichem Maße von für jedes bildgebende Verfahren speziellen extrinsischen und intrinsischen Verzerrparametern beeinflusst.

Extrinsische Verzerrparameter

Darunter werden die Untersuchungsbedingungen sowie patienten- und untersucherabhängige Faktoren zusammengefasst, die wesentlichen Einfluss auf die Detektions- und Diagnoseergebnisse hatten:

- Untersuchungsbedingungen

  Da die Befunderhebung unter der Voraussetzung einer reproduzierbaren Durchführung unter gleichen Rahmenbedingungen nach standardisierten Untersuchungsmethoden und -protokollen erfolgte, hatte dieser Faktor auf alle Verfahren den gleichen Einfluss und blieb deshalb unberücksichtigt.

- Untersucher

  Die Erfahrung der Untersucher (Ärzte im Praktikum, Assistenzärzte, Oberärzte/ Fachärzte) hat entscheidenden Einfluss auf die Detektionsleistungen, die Charakterisierung und artdiagnostische Eingrenzung der Milzraumforderungen.

- Patientenfaktoren

  1. Körpermaße

     Das Milzvolumen korreliert positiv mit der Körperoberfläche, der Größe und dem Body-Mass-Index (BMI).

  2. Alter

     Gewöhnlich kommt es altersbedingt aufgrund atherosklerotischer Veränderungen der Milzarterie und der daraus resultierenden Perfusionsminderung des Parenchyms zu einer Größenabnahme der Milz.

  3. Thoraxkonfiguration

     Bei Trichterbrust (Pectus excavatum) und Emphysemthorax ist eine Beurteilung des Milzparenchyms nur eingeschränkt möglich.

  4. Ernährungszustand

     Vor allem bei adipösen Patienten sind die Untersuchungsbedingungen deutlich eingeschränkt.

5. Topographie, Anatomie sowie kongenitale Norm- und Lagevarianten der Milz

   Magen- und Darmgasüberlagerung, eine weit ausladende linke Kolonflexur, Angelhakenmagen, Hyposplenie, Splenoptosis, Splenosis, atypische Milzlokalisation und multiple Nebenmilzen stellen Einschränkungen in der Milzbeurteilung dar.

6. Bewegungs-, Pulsations- und Atemartefakte

- Klinische Angaben im Anforderungsschein

s. Einbeziehungs-Bias

Intrinsische Verzerrparameter

Darunter werden die bildmorphologischen Eigenschaften der Milzläsionen subsummiert:

- Lokalisation

  Dorsal gelegene Milzraumforderungen sind in der Sonographie oftmals aufgrund fehlender Einsehbarkeit und Überlagerungsphänomene durch benachbarte Organ- und Gewebestrukturen nicht erfassbar. Die Schnittbildverfahren ermöglichen eine überlagerungsfreie Darstellung der gesamten Milz und damit eine Detektion von Raumforderungen auch im dorsalen Milzaspekt.

- Metrische Daten (Fläche/Volumen)

  Die Detektion von Milzaffektionen durch bildgebende Verfahren ist von einer kritischen Mindestfläche/-volumen abhängig.

- Binnenmuster, Perfusions- und Kontrastmittelaufnahmeverhalten

  Je höher die Kontrast- bzw. Dichtedifferenzen zwischen physiologischem Milzparenchym und pathologisch veränderten Milzarealen sind, umso deutlicher ist eine Demarkation der Raumforderungen und umso sicherer ist damit eine Detektion möglich. In der computertomographischen Diagnostik spielen diese Dichtedifferenzen eine große Rolle.

- Ausdehnung und Begrenzung

  Glatt begrenzte, über mehrere Milzetagen sich erstreckende Raumforderungen lassen sich in allen bildgebenden Verfahren besser darstellen als polyzyklisch konfigurierte, nicht eindeutig gegenüber dem physiologischen Milzparenchym abgrenzbare Milzläsionen.

- **Verteilungsmuster**
Fokale, gut zum umliegenden Parenchym abgrenzbare Milzaffektionen sind in der Regel besser darstellbar als eine rein diffuse, inhomogene Durchsetzung des Parenchyms. Diffuse Infiltrate mit nachweisbarer nodulärer Manifestation können gegebenenfalls besser dargestellt werden als fokale Raumforderungen, deren Größe nahe der kritischen Mindestgröße liegt.

- **Zeitliche Dynamik (Wachstumstendenz)**
Langsam proliferierende, in Verlaufskontrollen unverändert zur Darstellung kommende Läsionen, teils mit regressiven Veränderungen in Form von Verkalkungen, Zysten, Nekrosen, Einblutungen und Granulationen lassen eher an einen benignen Prozess denken, während rasch wachsende, solide Herde, die solitär oder multipel in der Milz auftreten oder zu einer Infiltration der Milzkapsel und der angrenzenden Organ- und Gewebsstrukturen neigen, eher auf Malignität hindeuten.

Weitere Limitationen der ermittelten Detektionsergebnisse und diagnostischen Untersuchungsergebnisse

Die Wertigkeit eines bildgebenden Verfahrens hängt in besonderem Maße von den Detektions- und Diagnoseleistungen ab. Dabei korreliert eine hohe Detektionsleistung für bestimmte Milzaffektionen nicht gleichzeitig mit einer hohen artdiagnostischen Genauigkeit. Umgekehrt korreliert eine hohe artdiagnostische Wertigkeit eines bildgebenden Verfahrens nicht mit der Sensitivität in der Detektion von Milzveränderungen. Bei der Interpretation der Ergebnisse aus retrospektiven Studien ist zudem die zeitliche Abhängigkeit der Höhe der Validitätsparameter, insbesondere der Sensitivität und Spezifität, zu berücksichtigen. Die Bewertung eines negativen bildgebenden Befundes als echten oder unechten falsch negativen Befund ist wesentlich vom Zeitpunkt seiner Erstellung vor der Splenektomie bzw. Probebiopsie abhängig. Zum Beispiel kann die Berücksichtigung eines (unechten) falsch negativen Befundes dazu führen, dass die Sensitivität sinkt, gleichzeitig aber die Spezifität des bildgebenden Verfahrens verbessert wird. Berücksichtigung fanden in dieser Studie nur solche negativen Befunde - und zwar unabhängig von der tatsächlichen, i. e. histologisch verifizierten Richtigkeit der erhaltenen Ergebnisse - wenn die Gesamtvalidität aus Sensitivität und Spezifität des bildgebenden Verfahrens im arithmetischen Mittel maximal wurde. Der entsprechende Zeitpunkt, ab dem dieser Sachverhalt erfüllt wurde und diese negativen bildgebenden Befunde entsprechend Berücksichtigung in der Berechnung der Validitätsparameter fanden, wurde als Cut-Off-Zeitpunkt bezeichnet. Insofern musste also eine Unterscheidung zwischen echten und nicht echten/unechten falsch negativen Befunden erfolgen.

Die Objektivität und Unabhängigkeit der Untersucher sind bei der Bewertung der Ergebnisse entscheidende Kriterien jeder Studie. So spielt es hierbei unter anderem eine große Rolle, inwieweit Informationen über potentielle oder bereits diagnostizierte Milzaffektionen im Vorfeld vorliegen und so Einfluss auf das Untersuchungsergebnis haben können. Manche Milzläsionen wurden in der vorliegenden Studie bereits durch die aktuelle Anamnese und klinische Untersuchung vermutet oder aus der Epikrise des Patienten lies sich ableiten, dass bereits eine Manifestation einer bekannten Grunderkrankung bzw. systemischen Erkrankung in der Milz vorlag. Zusätzlich konnte in der bereits vorangegangenen Bildgebung ein Verdacht bzw. eine (Art-)Diagnose (über) eine(r) Milzveränderung geäußert worden sein. Beispielsweise lagen bei Patienten mit diffuser Infiltration der Milz fast ausschließlich Daten über die Epikrise der Grunderkrankung vor.

5.4 Diagnostisch-therapeutischer Work-Flow zu Milzläsionen

Im Hinblick auf eine Optimierung der Detektions- und Diagnoseleistungen der bildgebenden Verfahren sollte die Milzdiagnostik mit der konventionellen und kontrastmittelunterstützten Sonographie, der nativen und kontrastmittelunterstützten Computertomographie und Magnetresonanztomographie sowie bedingt mit den nuklearmedizinischen Bildgebungsverfahren nach einem bestimmten diagnostischen Algorithmus (Work-Flow) erfolgen. Dieser liefert Entscheidungskriterien für einen effizienten kombinierten (seriellen oder parallelen) oder singulären Einsatz der bildgebenden Verfahren.

Die Entscheidung für einen seriellen oder parallelen Einsatz eines diagnostischen Untersuchungsverfahrens hängt ab von:

- den bildmorphologischen Eigenschaften der Milzveränderungen, deren Zugehörigkeit zur jeweiligen histopathologischen Klasse sowie der Art der Milzinfiltration
- den technischen Möglichkeiten und Grenzen eines bildgebenden Verfahrens in der Detektion und Diagnostik von Milzraumforderungen.
- den Gesamtkosten pro Untersuchungsgang.

Die Auswahl des optimalen Untersuchungsverfahrens orientiert sich neben dessen diagnostischer Wertigkeit an folgenden Faktoren:

- Klinische Untersuchung und klinische Befunde, die vor dem aktuellen Bildgebungsverfahren erhoben worden sind.
- Vorausgegangene Bildgebung und daraus resultierenden Diagnosen, gegebenenfalls Artdiagnosen. Die Art und Anzahl der vorausgegangenen Untersuchungsmodalitäten bestimmte den Einsatz weiterer, dann womöglich nutzloser und kostspieliger Bildgebungsverfahren.
- Gesundheitszustand des Patienten im Sinne von akuten oder chronisch-persistierenden, -progredienten und -exazerbierten Symptomen. Bei akuter Symptomatik, zum Beispiel bei einer Milzruptur, fielen die Untersuchungsbedingungen und die Entscheidung für die Auswahl und Anzahl der eingesetzten Bildgebungsmodalität anders aus als bei persistierender, seit langem bestehender und bekannter Milzläsion, wo oft nur Verlaufkontrollen im Vordergrund standen.
- Kostenkalkulation in Abhängigkeit vom Finanzbudget der Abteilung.

Neben dem optimalen Einsatz eines bildgebenden Verfahrens in Abhängigkeit von dessen diagnostischer Wertigkeit sowie der Abwägung der medizinischen Risiko-Nutzen-Relation für den Patienten beim Einsatz invasiver und nicht invasiver Untersuchungstechniken gewinnt die ökonomische Kosten-Nutzen-Optimierung des Einsatzes kostenintensiver Geräte und Untersuchungsverfahren (v. a. der Schnittbildverfahren) in der Primär- und Sekundärdiagnostik von Milzveränderungen für den diagnostisch tätigen Arzt im Zuge von Diagnosis-Related-Groups (DRG)-kodierten Fallpauschalen und evidenzbasierten Therapieleitlinien eine immer größere Bedeutung. Dabei soll das Strategiemanagement respektive das Behandlungs- und Therapiekonzept in seiner zeitlichen, materiellen und personellen Versorgung optimiert werden, i. e. die Kosten für die Diagnostik signifikant gesenkt werden und dem Patienten eine unnötige Zeitverschwendung erspart bleiben, die anderweitig zur Risikostratifizierung, Therapieevaluierung und -durchführung benötigt würde.

Die Milzdiagnostik beginnt dabei immer mit einer ausführlichen Anamnese des Patienten. Diese schließt Fragen nach Schmerzart, -lokalisation, -ausstrahlung, -zeitpunkt, -dauer, -periodik und Begleitsymptomatik mit ein. Darüber hinaus erweist sich die Kenntnis der *Head*'schen Zonen als klinischer Hinweis für Erkrankungen der Milz mit begleitender Splenomegalie als günstig. Die Einschätzung des Allgemeinzustandes des Patienten sowie Fragen nach den klassischen Symptomen bei Tumorerkrankungen (B-Symptomatik) schließt die Anamnese ab. Im Anschluss an die Anamnese sollte zunächst das gesamte Abdomen auf auffällige Veränderungen inspiziert werden. Diese können als lokale Vorwölbung, sichtbare systemische portocavale Umgehungskreisläufe, Bauchwandhämatome in der Milzgegend oder knöcherne Fehlstellungen (z. B. Rippendurchspießung der Bauchwand nach stumpfem Bauchtrauma) in Erscheinung treten. Eine sich anschließende Auskultation des linken Abdomens dient der Erfassung eines möglichen perisplenischen Reibens bei Splenomegalie/Hypersplenismus und eines Milzinfarkts mit Beteiligung der Milzkapsel. Zuweilen ist bei der Palpation des linken Abdomens die klinische Erfassung eines gespaltenen unteren Milzrandes möglich, wie er vor allem bei Splenomegalie auftritt, und damit eine differenzialdiagnostische Fokussierung von raumfordernden Prozessen auf die Milz. Eine orientierende Perkussion des *Traube*schen Raumes dient der Bestätigung des Palpationsbefundes einer Splenomegalie. Bei klinischem Verdacht auf eine drohende oder manifeste Milzruptur verbietet sich sowohl die Perkussion als auch die Palpation des Abdomens.

Klinische Laborparameter haben ausschließlich orientierenden Charakter und sind zu unspezifisch für eine exakte Diagnostik von bestimmten Veränderungen des Milzparenchyms. Sie dienen lediglich dem Nachweis bzw. Ausschluss von Infektzeichen und Veränderungen des Blutbildes als Hinweis auf myeloproliferative und -dysplastische Syndrome. Die Bestimmung des absoluten und relativen Hämoglobinwertes sowie des Hämatokrits sind notwendige diagnostische Maßnahmen, um eine stattgehabte, hämoglobinwirksame Milzruptur mit intraperitonealer Hämorrhagie neben der Bildgebung zu verifizieren. Eine Bestimmung der Blutkörperchensenkungsgeschwindigkeit (BSG) als Screeningmaßnahme auf einen M. *Werlhof* schließt die Labordiagnostik ab.

Das einzige, klinisch eruierbare, sichere Kriterium einer pathologischen Milzveränderung stellt eine unspezifische Splenomegalie dar. Wird der klinische Verdacht auf eine Organvergrößerung gestellt, orientiert sich das weitere bilddiagnostische Vorgehen am potentiellen Vorhandensein einer primären oder sekundären Milzläsion, die eventuell für die Milzvergrößerung verantwortlich zeichnet. Entscheidungshilfen hierzu liefern die Anamnese und Epikrise des Patienten. Diese können Aufschluss geben über eine mögliche sekundäre fokale oder diffuse Beteiligung der Milz im Rahmen einer primär extralienalen Grunderkrankung bzw. Systemerkrankung. Liegt dagegen keine bekannte Grunderkrankung bzw. systemische Erkrankung vor oder eine Grunderkrankung bzw. Systemerkrankung, bei der eine Milzbeteiligung als eher unwahrscheinlich zu betrachten ist, ist zunächst von einer primären fokalen oder diffusen Milzalteration auszugehen.

Bei klinisch eindeutigem Verdacht auf eine primäre oder sekundäre diffuse Infiltration des Milzparenchyms im Rahmen einer bekannten extralienalen Grunderkrankung bzw. systemischen Erkrankung mit potentieller Mitbeteiligung der Milz oder nach positivem Screening-Befund der nativen Ultraschalldiagnostik im B-Mode bei der Abklärung einer nicht pathologisch vergrößerten Milz, allerdings mit klinischem Verdacht auf eine Milzveränderung, sollte eine kontrastmittelunterstützte Computertomographie oder alternativ kontrastmittelunterstützte Sonographie zur Primärdetektion bzw. Bestätigung des positiven konventionellen Sonographieergebnisses im gleichen Untersuchungsgang eingesetzt werden. Eine eventuell im Anschluss durchgeführte, fakultative MR-Diagnostik mit Kontrastmitteleinsatz dient der Detektionsbestätigung und eingrenzenden Artdiagnostik von unklaren computertomographischen/sonographischen Befunden in ausgewählten Fällen, vor allem von fokalen zystischen und abszedierenden Prozessen sowie bei diffusem Befall des Parenchyms mit mikro- oder makronodulärem Verteilungsmuster. Eine additive MR-Diagnostik ist dagegen bei rein diffusem Befall ohne fokale bzw. noduläre Verdichtungen in den vorausgegangenen computertomographischen und/oder sonographischen Untersuchungen nicht notwendig, da diese keinen relevanten Zugewinn sowohl in der Detektion als auch Artdiagnostik erbringt.

Wird nun die bildgebende Diagnose einer primären oder sekundären diffusen Milzalteration gestellt, orientiert sich das weitere diagnostisch-therapeutische Prozedere an der Einschätzung des Risikos für eine drohende spontane Milzruptur durch den möglichen raumfordernden Effekt der Milzläsion. Bis zu einem Milzvolumen von durchschnittlich 450 cm³ war in der vorliegenden Studie davon auszugehen, dass die Wahrscheinlichkeit für eine spontane Milzruptur als eher gering einzuschätzen ist. Die Gefahr einer spontanen Milzruptur war allerdings signifikant erhöht ($p < 0{,}05$), wenn das durchschnittliche Milzvolumen 550 cm³ überschritt.

Zur Dignitätsbeurteilung und Differenzierung einer diffusen Infiltration von einem Hypersplenismus als weitere mögliche Ursache für das Überschreiten dieses kritischen Grenzvolumens von 550 cm³ bietet sich eine PET-(CT-)Diagnostik an. Gilt ein Hypersplenismus als gesichert, sollte im Allgemeinen in kurativer Absicht radikal splenektomiert werden. Kann dagegen ein Hypersplenismus ausgeschlossen werden und erhärtet sich damit der Verdacht auf eine diffuse Infiltration des Milzparenchyms, sollte bei Verdacht auf maligne Infiltration infolge der aktuellen Klinik und/oder Epikrise des Patienten oder bei rasch progredienter Volumenzunahme der bereits vergrößerten Milz eine unverzügliche radikale Splenektomie in kurativer Absicht bzw. bei bereits stattgehabter Metastasierung anderer Organe eine palliative Splenektomie mit anschließender Vakzination gegen bekapselte Keime (insbesondere gegen Pneumokokken und Hämophilus influenzae Typ b) eingeleitet werden. Bei benigner Milzvergrößerung, zum Beispiel aufgrund eines stumpfen Milztraumas mit subkapsulärer Hämatombildung, kann dagegen unter engmaschiger sonographischer Kontrolle auf eine Rückbildung der Splenomegalie zugewartet werden. Ab einem bildmorphologisch nachweisbarem Milzvolumen von durchschnittlich über 950 cm³ bestand in der vorliegenden Studie eine signifikant ($p < 0{,}05$) hohe Gefahr für eine drohende Milzruptur, sodass sich auf alle Fälle - ungeachtet eines Verdachts auf ein primäres oder sekundäres diffuses Befallsmuster der Milz - eine sofortige Splenektomie in kurativer Absicht anbietet.

Ist dagegen klinisch nicht von einem diffusen Befall auszugehen, weil die bekannte Grunderkrankung des Patienten keinen diffusen Milzbefall vermuten bzw. unwahrscheinlich erscheinen lässt, sollte die weiterführende bildmorphologische Abklärung auf eine primär fokale Milzaffektion abzielen. Als erstes detektierendes Untersuchungsverfahren bietet sich dann die konventionelle Sonographie im B-Mode an. Gegebenenfalls kann diese durch eine farbkodierte Duplexsonographie ergänzt werden. Die Kontrastmittel-Sonographie ermöglicht im gleichen Untersuchungsgang in bestimmten Fällen, zum Beispiel bei nekrotischen Metastasen, Zysten, Hämangiomen und Splenomen (Hamartomen), durch Beobachtung des für diese Milzalterationen charakteristischen Kontrastmittelaufnahme- und -abflutungsverhaltens eine weiterführende artdiagnostische Eingrenzung von in der nativen Sonographie unklaren Fällen. Zur Detektionsbestätigung und zur Verbesserung bzw. Korrektur der sonographischen Diagnostik kann unter Umständen eine native und anschließende kontrastmittelunterstützte Computertomographie weiter Aufschluss über die zugrunde liegende Erkrankung liefern. Alternativ ist auch unter Kostengesichtspunkten eine kontrastverstärkte magnetresonanztomographische Untersuchung möglich. Zur definitiven Diagnosesicherung sollte bei gegebenen Voraussetzungen eine ultraschall- oder CT-gesteuerte Stanz- bzw. Feinnadelbiopsie des suspekten Herdes mit anschließender zytologischer bzw. histologischer Aufarbeitung des bioptischen Materials erfolgen.

Das nachfolgende Organigramm stellt die oben angeführten Überlegungen in Form eines Work-Flow noch einmal graphisch dar:

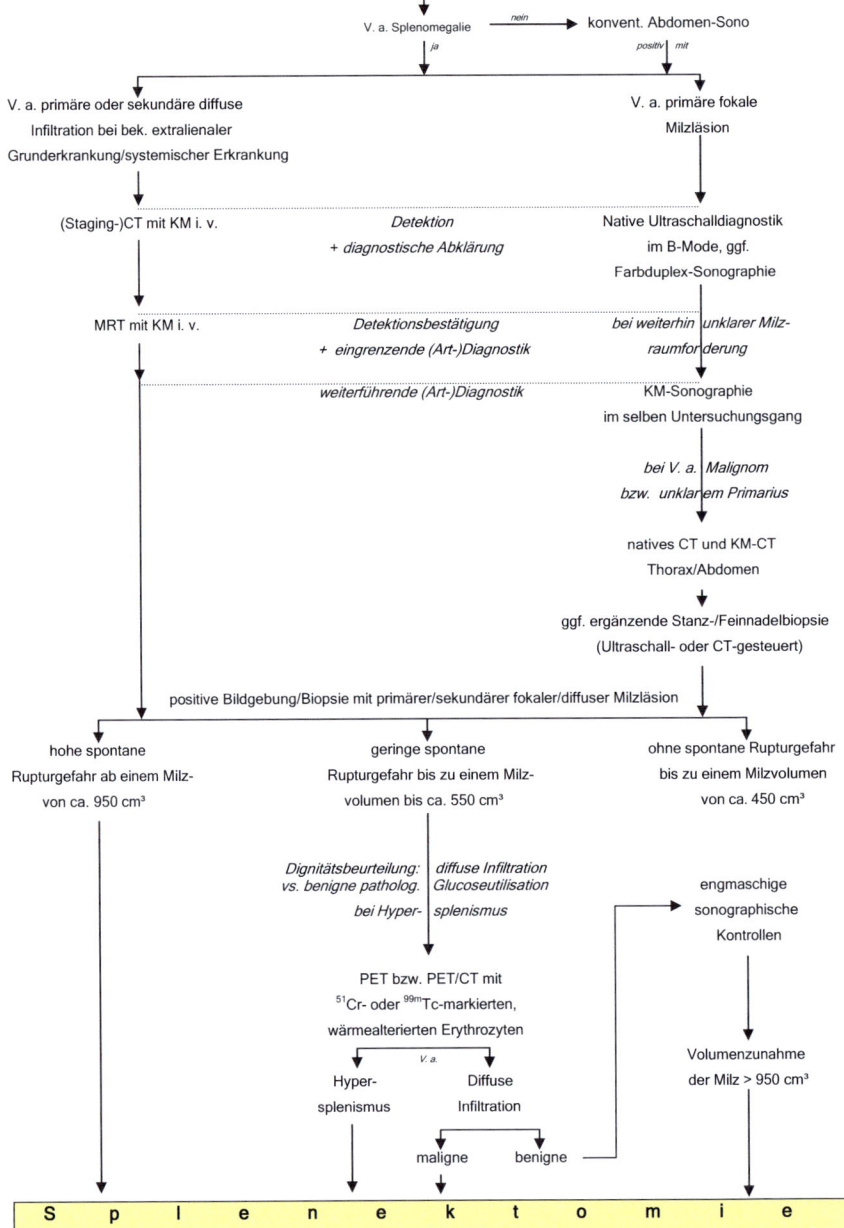

6 Zusammenfassung und Ausblick

Ziel der klinisch-retrospektiven Studie war es, die Wertigkeit und klinische Relevanz der nicht invasiven Bildgebungsverfahren Sonographie, Computertomographie, Magnetresonanztomographie und der nuklearmedizinischen bildgebenden Diagnostik in der Abklärung des genuinen und pathologisch alterierten Milzparenchyms zu beschreiben und die Grenzen dieser Bildgebungsverfahren in der Detektion und Diagnostik von fokalen Milzläsionen aufzuzeigen Dazu wurden retrospektiv in einem Untersuchungszeitraum von achten Jahren (Januar 1996 bis einschließlich Dezember 2003) an der Universitätsklinik Regensburg insgesamt 138 histologische Gutachten mit Diagnosen von fokalen und diffusen pathologischen Milzveränderungen aus Milzexstirpaten und Probebiopsien des Milzparenchyms mit den korrespondierenden bildgebenden Untersuchungen bezüglich deren Übereinstimmung/Nicht-Übereinstimmung in der Detektion und (art-)diagnostischen Charakterisierung verglichen. Die Verifizierung und Falsifizierung der aus den Bildgebungsverfahren erstellten Verdachts- und Artdiagnosen erfolgte ausschließlich anhand der histologischen Diagnosesicherung als Gold-/Referenzstandard.

Die Diagnostik von strukturellen und funktionellen Veränderungen des Milzparenchyms erfordert zumeist den Einsatz zahlreicher invasiver und nicht invasiver Untersuchungsverfahren, da das Organ anamnestisch und in der klinischen Untersuchung nur schwer zu erfassen ist. Zudem existieren keine milzspezifischen Laborparameter, die eine suffiziente klinische Diagnostik von fokalen Veränderungen des Milzparenchyms durch maligne oder benigne Grunderkrankungen ermöglichen würden. Die nicht-invasive bildgebende Routinediagnostik erfolgt heutzutage weitestgehend unter Einsatz der Real-Time-Sonographie, der farbkodierten Doppler- und Duplexsonographie sowie der Computertomographie. Beide Untersuchungsmodalitäten haben sich seit langem in der Milzdiagnostik etabliert. Mit ihnen ist eine akzeptable Detektion und weiterführende diagnostische Abklärung von fokalen Milzveränderungen möglich. In der vorliegenden Studie wurde hierfür eine durchschnittliche Sensitivität von 80 - 85 % ermittelt. 84,6 % der von der Sonographie detektierten fokalen Raumforderungen i. e. S. wurden dabei ungeachtet eines Kontrastmitteleinsatzes korrekt artdiagnostiziert. Fehldiagnosen erfolgten zu Hämangiomen als Zysten sowie zu zystoiden Metastasen eines bekannten Adeno-Karzinoms des Kolons, die als benigne/blande Zysten fehlinterpretiert wurden. Hämatome und Infarkte der Milz wurden in 77,8 % der Fälle korrekt artdiagnostiziert.

Fehldiagnosen erfolgten in Form von Zysten, inflammatorischen, abszedierenden und vaskulären Prozessen.

Die Computertomographie ermöglichte zu 78,5 % der detektierten Milzläsionen eine korrekte Art- oder Verdachtsdiagnose. Drei angiomatöse, partiell fibrosierte Veränderungen des Milzparenchyms wurden als granulomatöse Veränderungen und sechs fokale Raumforderungen i. e. S. bei bekannter maligner Grunderkrankung mit potentieller Milzbeteiligung als Metastasen dieser Tumoren fehldiagnostiziert. Drei mal wurde fälschlicherweise die Diagnose „Infarkt" bzw. „Hämatom der Milz" gestellt. Detektierte echte Milzläsionen wurden zu 82,8 % korrekt artdiagnostiziert. Zwei frische und zwei in Organisation befindliche Hämorrhagien wurden als infektiösseptische oder zystische Areale fehlinterpretiert. In zwei Milzen, in denen histologisch keine Foci nachgewiesen werden konnten, wurden fälschlicherweise diffus infiltrierende Prozesse vermutet.

Die Detektionsleistungen und die Ergebnisse in der Diagnostik von diffusen Milzinfiltrationen waren für beide bildgebenden Verfahren nicht zufriedenstellend. In der routinemäßigen Abklärung der Milz im Rahmen eines Oberbauchstatus wurden diese häufig übersehen, da sie meist nur zu einer inhomogenen Kontrastierung des Parenchyms führten und ein eindeutiger Nachweis von suspekten Herdbefunden so meist nicht gelang. Es wurde eine Sensitivität der Sonographie und Computertomographie von durchschnittlich 60 - 65 % ermittelt. Eine artdiagnostische Zuordnung von diffusen Milzinfiltrationen war nur möglich, wenn im Anforderungsschein klinische und/oder bildgebende Angaben über bekannte oder vermutete Milzinfiltrate vorlagen. Das einzige bildmorphologisch verwertbare Kriterium stellte meist eine begleitende, unspezifische Splenomegalie dar.

Die Sonographie und computertomographische Schnittbilddiagnostik wurden als komplementäres/kombiniertes Untersuchungsverfahren in der Milzdiagnostik eingesetzt. Ein komplementärer Einsatz verbesserte die Gesamtsensitivität für fokale Milzaffektionen um durchschnittlich 5 - 10 %. Die Sonographie war dabei in der Lage, zu 44 additiv untersuchten Milzen mit fokalen Läsionen signifikant ($p < 0,05$) mehr Artdiagnosen zu stellen als die Computertomographie.

In neuerer Zeit erfolgt durch die Weiterentwicklung und Etablierung von immer besseren und schnelleren Bildsequenzen eine zunehmende Fokussierung der Diagnostik von Milzveränderungen auf die Kernspintomographie, zum Beispiel durch Verwendung solcher SPIO-gestützter Bildsequenzen. Durch den hohen, methodeninhärenten Weichteilkontrast lagen die Werte für die Sensitivität und Spezifität der kernspintomographischen Diagnostik für fokale Milzprozesse in der vorliegenden Studie bei nahezu 100 %. Eine exakte Artdiagnostik von sonographisch und computertomographisch bereits detektierten Läsionen der Milz durch dieses moderne Schnittbildverfahren scheint dagegen nur in ausgewählten Fällen, zum Beispiel bei Hämangiomen, signifikant verbessert zu werden. Diffuse Infiltrationen des Milzparenchyms konnten auch von der MRT nur unzureichend detektiert und artdiagnostisch eingegrenzt werden. Die meisten diffusen Infiltrationen führten gewöhnlich nur zu einem unspezifischen, inhomogenen Signalanstieg des gesamten Milzparenchyms und erlaubten weder eine sichere Detektion noch eine ausreichende Artdiagnostik. Eine Ausnahme scheinen diffus-nodulär infiltrierende lymphoproliferative Milzerkrankungen zu sein, die von der SPIO-verstärkten Kernspintomographie wohl mit höherer Sicherheit detektiert und mit höherer Zuverlässigkeit artdiagnostiziert werden können.

Ein routinemäßiger funktioneller Einsatz der nuklearmedizinischen Bildgebungsverfahren in der Milzdiagnostik war in der vorliegenden Studie auf wenige Anwendungen beschränkt. Die Positronen-Emissions-Tomographie wurde selten in der Diagnostik von fokalen Milzraumforderungen und additiv zur Funktionsdiagnostik einer Reihe von systemischen Grunderkrankungen mit potentieller Milzbeteiligung eingesetzt. So spielte diese zum Nachweis einer pathologisch erhöhten Pooling-Rate von Erythrozyten in der Milz bei Hyperspleniesyndrom, zur Detektion von Nebenmilzen und intraperitoneal autotransplantiertem Restmilzgewebe nach Trauma oder operativen Engriffen (Splenose) sowie zur Lokalisationsdiagnostik des Abbaus von Thrombozyten beim M. *Werlhof* eine Rolle. Zur Artdiagnostik fokaler und diffuser Milzveränderungen hat dieses bildgebende Verfahren dagegen aufgrund seiner geringen Ortsauflösung und Artspezifität keinen wesentlichen Stellenwert erlangt. Eine Verbesserung der anatomisch-topographischen Zuordnung von pathologischen Veränderungen des Oberbauches zur Milz als Ort einer verstärkten (i. e. pathologischen) Nuklidanreicherung erhofft man sich durch die neu entwickelte komplementäre CT/PET-Diagnostik, die die Vorteile beider Untersuchungsmodalitäten zu vereinen scheint.

7 Abkürzungsverzeichnis

A	Fläche
Abb.	Abbildung
ÄiP	Ärzte im Praktikum
b	Breite
B⁻	Negativer bildgebender Befund
B⁺	Positiver bildgebender Befund
BMI	Body-Mass-Index
bzw.	beziehungsweise
CT	Computertomographie
CTA	CT-Angiographie
d	Durchmesser
FÄ	Fachärzte
griech.	griechisch
H⁻	Negativer histologischer Befund
H⁺	Positiver histologischer Befund
HE	Hounsfield-Einheiten
i. d. R.	In der Regel
i. e. = d. h.	id est = das heißt
i. e. S.	(Milzläsion) im engeren Sinne
i. w. S.	(Milzläsion) im weiteren Sinne
ITP	Idiopathisch thrombozytopenische Purpura (M. Werlhof)
keV	Kilo-Elektronen-Volt
KI	Konfidenzintervall [1 - α]
KM	Kontrastmittel
lat.	lateinisch
LR⁻	Likelihood-Ratio des negativen Testergebnisses
LR⁺	Likelihood-Ratio des positiven Testergebnisses
Medos	Medizinisches Dokumentationssystem
MHz	Megahertz
MI	Mechanischer Index
MMS (RHS, RES)	Monozyten-Makrophagen-System (Retikulo-Histiozytäres-System, Retikulo-Endotheliales-System)
MPS	Myeloproliferatives Syndrom
MRA	MR-Angiographie
MRT	Magnetresonanztomographie
NPW	Negativer Prädiktiver Wert
OÄ	Oberärzte

p	Eintrittswahrscheinlichkeit für den Fehler 1. Art
PACS	Picture-Archiving-and-Communication-System
PET	Positronen-Emissions-Tomographie
PPW	Positiver Prädiktiver Wert
r	Radius
RF	Raumforderung
RIS	Radiologie-Informations-System
Se	Sensitivität
Sono	Sonographie
Sp	Spezifität
Sv	Sievert (= Einheit der Äquivalentdosis)
vs.	versus
lat.	lateinisch
z. B.	zum Beispiel
α	Signifikanzniveau für den Fehler 1. Art

8 Abbildungsverzeichnis

Abb. 1.1	Feuerbach et al.: Handbuch diagnostische Radiologie - Gastrointestinales System. Berlin, Heidelberg 2007, S. 689, Abb. 9.4
Abb. 1.2	Tillmann 2005, S. 309, Abb. 5.108
Abb. 1.3	Junqueira, Carneiro: Histologie. Berlin, Heidelberg, New York: Springer 1996, S. 367, Abb. 16.14

M. Völk, M. Strotzer: Bildgebende Diagnostik bei Milzerkrankungen. Radiologe 2006 (46), S. 229 - 244,

Abb. 4.1	Abb. 8
Abb. 4.5	Abb. 5
Abb. 4.9	Abb. 14
Abb. 4.12	Abb. 9
Abb. 4.13	Abb. 9
Abb. 4.14	Abb. 13
Abb. 4.16	Abb. 10
Abb. 4.17	Abb. 11
Abb. 4.19	Abb. 4
Abb. 4.22	Abb. 3
Abb 4.23	Abb. 16

Feuerbach et al.: Handbuch diagnostische Radiologie - Gastrointestinales System. Berlin, Heidelberg 2007,

Abb. 4.2	S. 697, Abb. 9.18
Abb. 4.3	S. 691, Abb. 9.6
Abb. 4.4	S. 691, Abb. 9.8
Abb. 4.6	S. 693, Abb. 9.11
Abb. 4.7	S. 699, Abb. 9.25
Abb. 4.8	S. 700, Abb. 9.26 a, b
Abb. 4.10	S. 705, Abb. 9.29
Abb. 4.11	S. 710, Abb. 9.34
Abb. 4.18	S. 692, Abb. 9.9
Abb. 4.20	S. 706, Abb. 9.31

Abb. 4.21   S. 707, Abb. 9.32 a

Abb. 4.15   J. Riera-Knorrenschild et al.: Der fokal echoreiche Milzbefall bei malignem Lymphom: ein diagnostisches Problem. Ultraschall im Med 2000 (21), S. 3 - 7, Abb. 2 b

9 Literaturverzeichnis

1. C. Görg, T. Bert: Contrast Enhanced Sonography of Focal Splenic Lesions with a Second-Generation Contrast Agent. Ultraschall in Med 2005 (26), 470 - 477

2. M. Reiser et al.: Radiologie. Stuttgart: Thieme 2004, 74 - 96; 144 - 146; 532 - 541; 558 - 561

3. M. Prokop, M. Galanski: Spiral and Multislice Computed Tomography of the Body. Stuttgart, New York: Thieme 2003, 498 - 501

4. D. Strobel et al.: Phase inversion harmonic imaging versus contrast-enhanced power Doppler sonography for the characterization of focal liver lesions. Int J Colorectal Dis 2003 (18), 63 - 72

5. J. Hohmann et al.: Characterization of focal liver lesions with contrast-enhanced low MI real time ultrasound and SonoVue. Rofo 2003 (175), 835 - 843

6. E. Niron, H. Ozer: Ultrasound appearance of liver hydatid disease. Br J Radiology 2001 (54), 335 - 338

7. B. Hamm et al.: Contrast-enhanced MR imaging of liver and spleen: first experience in humans with a new superparamagnetic iron oxide. J Magnet Resonance Imaging 2003 (4) 659 - 668

8. K. Schlottmann: Detektion von lienalen Raumforderungen mittels Kontrastmittel-sonographie - eine neue Methode des Nachweises und der Einordnung von Raumforderungen in der Milz. In: www.thieme.de/abstracts/ultraschall/abstracts2001/daten/ ws-35-06_.html

9. R. Koehler, R. Evens: The spleen. Surgical Radiology 1981 (1)

10. Junqueira et al.: Histologie. Berlin, Heidelberg, New York: Springer 1996, 371 f

11. G. Leinsinger, K. Hahn: Indikationen zur bildgebenden Diagnostik. Berlin, Heidelberg, New York: Springer 2001, 517 - 527

12. J. Murphy, E. Bernardino: The sonographic findings of splenic metastasis. J Clinical Ultrasound 1979 (7), 195

13. H. Yek et al.: Ultrasonography of splenic infarct. J Med (NY) 1982 (48), 446

14. C. Bachmann, C. Görg: The value of B-Mode and Colour Doppler Sonography in the Diagnosis of Focal Splenic Lesions. Ultraschall in Med 2004 (25), 444 - 447

15. W. Janig: Neurobiology of visceral afferent neurons: neuroanatomy, functions, organ regulations and sensations. Biological Psychology 1996 (42), 29 - 51

16. W. Willis: Visceral inputs to sensory pathways in the spinal cord. In: Cervero F., Morrison J.: Visceral sensation. Progress in Brain Research 1986 (67), 207 - 225

17. W. Siegenthaler et al.: Lehrbuch der inneren Medizin. Stuttgart, New York: Thieme 1992, 735 - 736

18. M. Köhler, R. Kubale: Differentialdiagnostik echoreicher fokaler Milzläsionen. Praxis 2003 (92), 1037 - 1042

19. J. Riera-Knorrenschild et al.: Der fokal echoreiche Milzbefall bei malignem Lymphom. Ultraschall in Med 2000 (21), 3 - 7

20. P. Kinahan et al.: X-ray based attenuation correction for positron emission tomography/ computed tomography scanners. Sem Nuc Med 2003 (33), 166 - 179

21. T. Beyer et al.: A combined PET/CT scanner for clinical oncology. J Nuc Med 2000 (41), 1369 - 79

22. T. Beyer et al.: Acquisition protocol considerations for combined PET/CT imaging. J Nuc Med 2004 (45), 25 - 35

23. K. Jensen, U. Abel: Methodik diagnostischer Validierungsstudien - Fehler in der Studienplanung und Auswertung. Med Klein 1999 (94), 522 - 529

24. S. Lange: Diagnostik auf der Grundlage einer evidenzbasierten Medizin. In: Zwischen Erfahrung und Beweis. Medizinische Entscheidungen und Evidence-based Medicine. Bern, Göttingen, Toronto, Seattle: Hans Huber 1999, 154 - 156

25. R. Hilgers, P. Bauer, V. Scheiber: Einführung in die medizinische Statistik. Berlin, Heidelberg, New York: Springer 2003, 60 - 66

26. A. von Herbay et al.: Low-MI-Sonographie mit dem Ultraschallkontrastmittel SonoVue im Vergleich zur Computertomographie bei Organinfarkten und Nekrosen der Milz, Niere, Leber und Pankreas. Ultraschall in Med 2006 (27), 445 - 450

27. G. Kauffmann, W. Rau, T. Roeren, K. Sartor: Röntgenfibel. Berlin, Heidelberg, New York: Springer 2001, 169; 379 - 385

28. J. Marienhagen, Ch. Eilles: Evidenzbasierte Bewertung von Diagnosestudien in der Nuklearmedizin. Nuklearmedizin 2003 (42), 129 -134

29. R. Hilgers et al.: Einführung in die medizinische Statistik. Berlin, Heidelberg, New York: Springer 2003, 80 - 92; 221 - 224

30. T. Keller et al.: Acomed-Statistik. In: www.acomed-statistik.de

31. U. Abel: Die Bewertung diagnostischer Tests. Stuttgart: Hippokrates Verlag 1993, 1 - 17

32. T. Link et al.: Physikalische und technische Grundlagen der Radiologie. Berlin, Heidelberg, New York, Tokyo: Springer 1998

33. G. Schmidt: Ultraschallkursbuch. Stuttgart: Thieme 1999

34. K. Ewen: Moderne Bildgebung. Physik, Gerätetechnik, Bildbearbeitung und -kommunikation, Strahlenschutz, Qualitätskontrolle. Stuttgart: Thieme 1998

35. P. Costello et al.: Focal splenic disease demonstrated by ultrasound and computed tomography. J Canadian Association of Radiologists 1985 (36), 22 - 28

36. P. Peddu et al.: Splenic abnormalities: a comparative review of ultrasound, microbubble-enhanced ultrasound and computed tomography. Clinical Radiology 2004 (59), 777 - 792

37. S. Falk: Maligne Lymphome in der Milz. Stuttgart, New York: Fischer Verlag 1991

38. R. Lorenz et al.: Kann die Kernspintomographie die Milzdiagnostik bei malignen Systemerkrankungen ergänzen bzw. erweitern? Medizinische Klinik 1993 (88), 125 - 128

39. H.-P. Bruch, O. Trentz: Chirurgie. München, Jena: Urban & Fischer 2001, 667 - 676

40. R. L. Friedman et al.: Laparoscopic or open splenectomy for hematologic disease: which approach is superior? J Am Coll Surg 1997 (185), 49

41. M. Federle et al.: Evaluation of abdomial trauma by computer tomography. Radiology 1981 (138), 637 - 644

42. M. Jaroch et al.: The natural history of splenic infarction. Surgery 1986 (100), 743 - 749

43. W. Bostik: Primary splenic neoplasmas. Am J Path 1945 (21), 1143 - 1165

44. A. Fritscher-Ravens et al.: Endoscopic Ultrasound-Guided Biopsy of the Diagnosis of Focal Lesions of the Spleen. Am J Gastroenterology 2003 (98), 5; 1022 - 1026

45. N. Börner et al.: Echoreiche Milzprozesse - Häufigkeit und Differentialdiagnose. Ultraschall in Med 1990 (11), 112 - 118

46. C. Görg et al.: Sonographische Befallsmuster der Milz bei Nicht-Hodgkin-Lymphomen. Ultraschall in Med 1995 (16), 104 - 108

47. Algorithmen und Berechnungsmodi zur Ermittlung von statistischen Validitäts-parametern und Prüfungen auf Signifikanz.
In: www.mh-hannover.de/institute/ biometrie/JUMBO/bio.html

48. R. Kubale, H. Stiegler: Farbkodierte Duplexsonographie. Stuttgart, New York: Thieme 2002, 7 - 66

49. G. Schmidt: Ultraschall-Kursbuch. Stuttgart, New York: Thieme 1999, 113 - 120

50. H. Kremer, W. Dobrinski: Sonographische Diagnostik. München, Wien, Baltimore: Urban & Schwarzenberg 1994, 145 - 154

51. N. Börner et al.: Echoreiche Milzprozesse - Häufigkeit und Differentialdiagnose. Ultraschall in Med 1990 (11), 112

52. N. Börner: Fokale Milzveränderungen. In: G. Rettenmaier & K. Seitz (Hrsg.): Sonographische Differentialdiagnostik. Weinheim: Edition Medizin 1991 (Band 1), 359

53. R. Bilger: Klinisch abdominelle Ultraschalldiagnostik. Stuttgart, New York: Fischer 1989, 272

54. M. Galanski, M. Prokop: Ganzkörper-Computertomographie. Stuttgart, New York: Thieme 1998

55. M. Daskalogiannaki et al.: Splenic involvement in lymphomas. Acta Radiologica 2001 (42), 326 - 332

56. O. Doody et al.: Blunt trauma to the spleen: ultrasonographic findings. Clinical Radiology 2005 (60), 968 - 976

57. C. Görg, G. Zugmaier: Chronic Recurring Infarction of the Spleen: Sonographic Patterns and Complications. Ultraschall in Med 2003 (24), 245 - 249

58. A. Porcel-Martin et al.: Focal splenic lesions in patients with AIDS: sonographic findings. Abdominal Imaging 1998 (23), 196 - 200

59. T. Siniluoto et al.: Nonparasitic splenical cysts. Ultrasonographic features and follow-up. Acta Radiologica 1994 (35), 447 - 451

60. C. Bachmann, C. Görg: Colour Doppler sonographic findings in focal spleen lesions. European J Radiology 2005 (56), 386 - 390

61. C. Görg, W.-B. Schwerk: Colour Doppler imaging of focal splenic masses. European J Radiology 1994 (18), 214 - 219

62. L. Thorelius: Contrast-enhanced ultrasound for extrahepatic lesions: preliminary experience. European J Radiology 2004 (51), 31 - 38

63. C. Hess et al.: Focal Lesions of the Spleen: Preliminary Results with Fast MR Imaging at 1.5 T. J Computer Assisted Tomography 1988 (12), 569 - 574

64. D. Mendoca, P. Lauterbur: Ferromagnetic particles as contrast agents for magnetic resonance imaging of the liver and spleen. Mag Reson Med 1986 (3), 328 - 330

65. R. Weissleder et al.: MR Imaging of Splenic Metastases: Ferrite-Enhanced Detection in Rats. American J Radiology 1987 (149), 723 - 726

66. J. Calvo-Romero: Magnetic Resonance Imaging in Primary Lymphoma of the Spleen. Arch Intern Med 2000 (160), 1706 f

67. A. Hirst, W. Bullock: Metastatic carcinoma of the spleen. Am J Sci 1952 (223), 414 - 417

68. J. Harman, P. Dacorso: Spread of carcinoma to the spleen: its relation to generalized carcinomatous spread. Arch Pathol Lab Med 1948 (45), 179 - 186

69. P. Hahn et al.: MR Imaging of Focal Splenic Tumors. Am J Rad 1988 (150), 823 - 827

70. O. Catalano et al.: Real-time contrast-enhanced ultrasound of the spleen: examination technique and preliminary clinical experience. Radiolog Med 2003 (106), 338 - 356

71. S. Crankson: Management of blunt hepatic and splenica trauma in children. Ann Saudi Med 2005 (25), 492 - 495

72. U. Metser et al.: Solid Splenic Masses: Evaluation with ^{18}F-FDG PET/CT. J Nuc Med 2005 (1), 52 - 59

73. C. Görg, W. Schwerk: Sonographic Findings of Splenic Metastases. Bildgebung 1991 (58), 26- 28

74. G. Mukesh et al.: Splenic Imaging with Ultrasmall Superparamagnetic Iron Oxide Ferumoxtram-10 (AMI-7227): Preliminary Observations. J Computer Assisted Tomography 2001 (25), 770 - 776

75. T. Komatsuda et al.: Splenic lymphangioma: US and CT diagnosis and clinical manifestations. Abdom Imaging 1999 (24), 414 - 417

76. T. Sekiya et al.: Ultrasonography of Hodgkin`s Disease in the Liver and Spleen. Clinical Radiology 1982 (33), 635 - 639

77. T. Berge: Splenic metastases. Frequencies and patterns. Acta Path Microbiol Scand 1974 (82), 499

78. A. Stang et al.: Kontrastmittel in der Abdomensonographie: aktueller Stand und Perspektiven. Dtsch Med Wochenschr 2006 (131), 1813 - 1818

79. C. Görg: Milzdiagnostik mit Ultraschallkontrastmitteln. Konstanz: Schnetztor-Verlag GmbH 2006, 15 - 31, 50 - 52

80. F. Burgener et al.: Differenzialdiagnostik in der MRT. Stuttgart: Thieme 2002, 528f

81. H. Lippert: Lehrbuch der Anatomie. München, Wien, Baltimore: Urban & Schwarzenberg 1993, 307, 311 f

82. K.-H. Wrobel: Kursus der makroskopischen Anatomie. Institut für Anatomie der Universität Regensburg 1999, 156

83. E. Rummeny et al.: Ganzkörper-MR-Tomographie. Stuttgart 2002: Thieme 2002, 295 f

84. T. W. Sadler: Medizinische Embryologie. Stuttgart, New York: Thieme Verlag 1998, 252 ff

85. Feuerbach et al.: Handbuch diagnostische Radiologie - Gastrointestinales System. Berlin, Heidelberg, New York: Springer Verlag 2007, 690 ff

86. M. Völk, M. Strotzer: Bildgebende Diagnostik bei Milzerkrankungen. Radiologe 2006 (46), 229 - 244

87. P. Reimer et al.: Klinische MR-Bildgebung. Berlin, Heidelberg, New York: Springer Verlag 2003, 331 - 334

88. Gaffke et al.: Differential diagnosis of intra- and perilienal tumors by use of a RES-spezific MRI contrast agent. Röntgenpraxis 2004 (55), 192 - 199

10 Lebenslauf

Name	Thomas Christian Fröhler
Geburtsdatum	24.11.1973
Geburtsort	Rötz (Ldkr. Cham)
Nationalität	deutsch
Konfession	römisch-katholisch

Schule und Ausbildung	1980 - 1984	Grundschule Niedermurach-Pertolzhofen
	1984 - 1992	Ortenburg-Gymnasium Oberviechtach
	1992 - 1995	Kaufmännische Ausbildung
	1997 - 1998	Staatliche Berufsoberschule Schwandorf
	1998 - 1999	Staatliche Berufsoberschule Regensburg
Studium	1999 - 2006	Studium der Humanmedizin an der Universität Regensburg
	08/2001	Ärztliche Vorprüfung
	08/2002	1. Abschnitt der Ärztlichen Prüfung
	08/2004	2. Abschnitt der Ärztlichen Prüfung
	04/2006	3. Abschnitt der Ärztlichen Prüfung
	05/2006	Approbation zum Arzt
Wehrdienst	1995 - 1996	PzGrenBat 122 Oberviechtach
Berufserfahrung	09/1996 - 07/1997	Kaufmännischer Angestellter
	08/2006 - 12/2006	Assistenzarzt am Institut für Diagnostische Radiologie der Universitätsklinik Erlangen
	seit 01.01.2007	Assistenzarzt am Institut für Diagnostische und Interventionelle Radiologie / Neuroradiologie des Klinikums Passau

11 Erklärung

Ich erkläre hiermit, dass ich die vorliegende Arbeit ohne unzulässige Hilfe Dritter und ohne Benutzung anderer als der angegebenen Hilfsmittel angefertigt habe. Die aus anderen Quellen direkt oder indirekt übernommenen Daten und Konzepte sind unter Angabe der Quelle gekennzeichnet. Insbesondere habe ich nicht die entgeltliche Hilfe von Vermittlungs- bzw. Beratungsdiensten (Promotionsberater oder andere Personen) in Anspruch genommen. Niemand hat von mir unmittelbar oder mittelbar geldwerte Leistungen für Arbeit erhalten, die im Zusammenhang mit dem Inhalt der vorgelegten Dissertation stehen. Die Arbeit wurde bisher weder im In- noch im Ausland in gleicher oder ähnlicher Form einer anderen Prüfungsbehörde vorgelegt.

Passau, den _____ _____

Thomas Fröhler

Der disserta Verlag bietet die kostenlose Publikation
Ihrer Dissertation als hochwertige
Hardcover- oder Paperback-Ausgabe.

Fachautoren bietet der disserta Verlag
die kostenlose Veröffentlichung professioneller Fachbücher.

Der disserta Verlag ist Partner für die Veröffentlichung
von Schriftenreihen aus Hochschule und Wissenschaft.

Weitere Informationen auf www.disserta-verlag.de

disserta
―――― Verlag